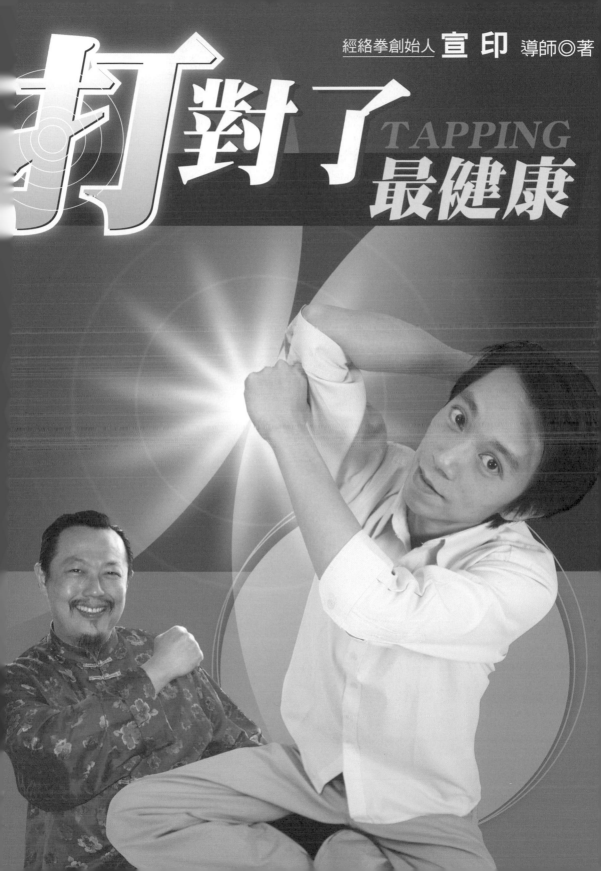

經絡拳創始人 **宣 印** 導師◎著

打對了 TAPPING
最健康

拍打真是太享受了

感謝 梁伯伯以其豁達的心胸和超凡的智慧

晚輩 林慧子 全程錄音紀錄

　　好比乾隆皇帝之所以活到八十九歲高齡，據《乾隆醫案》記載，乾隆飲用各種長壽藥酒與經絡按摩是他養生的主要方法之一。他也習慣坐在太師椅，把手放在太師椅兩邊，我發現他老人家是讓心經與心包經沒有拉力糾結，心臟就會沒壓力，氣比較能夠順暢，因為人受地心引力，會下垂老化，所以太師椅與乾隆皇帝注重生活養生是分不開的，建議梁公也可坐在太師椅跟我們晚輩指導開示。

　　經絡拳是講生活科學的。像梁公您的脈象，您的血液流量到頭腦的部分比過去不足了，比較少，所以您常坐在太師椅，將手往上舉拍打心經時，頭腦的血液量會增高，耳朵比較不會耳鳴與暈眩，頭輕後會活出梁公的「高壽神性」。──宣印

老而不衰的活出尊嚴

　　孔夫子從「三十而立」講到「七十而從心所欲不踰矩」。但是八十歲孔夫子不知道了，九十歲孔夫子更不知道，我看孔子講「不亡何待，靜而思之」的啟示，即等待生命的結束前，要把一切的慾念及希冀停下來，也心靜下來不要想太多，這樣就能夠把老年這一關給混過了。

　　我喜歡《莊子》方生方死，方死方生的說法，人生出來的時候，就「一天走完人生的死亡」道路。而老子也說九十歲一切「道法自然」，我

想在於讓每個人以不同的感悟延展了聖人的殊途同歸價值。

整個人生來講是非常短暫，在短暫的人生中，每個階段做每個階段的事情，也就是「什麼年齡做什麼事情」。所以，我把年齡分三種：「一是心理年齡，二是身體年齡，三是實際年齡」。有人問我：「您今年幾歲，您貴庚？」我說：「我年齡有三種，您問我哪一種？」(眾笑)

我實際年齡，民國三年生，今年虛長九十六歲囉（梁伯伯耳聰目明，辨識靈敏，精力充沛）。而身體年齡，我相信比實際年齡，在觀念上來講年輕二、三十歲沒問題。過去很多人見到我都說：「您沒變啊！您跟過去一樣啊！和二十年前都一樣。」我則是開玩笑回說：「我二十年前就這麼老嗎？」每個人都會老，年齡不是問題，「老而不衰」的活出尊嚴才是重點。(掌聲)

到底什麼是心理年齡？老而不衰、老而不俗。人最怕老氣橫秋，脾氣大，倚老賣老，應該要老而不俗。我們到了這個年齡，什麼看了都沒有，什麼都不重要，除了健康以外，沒有第二個更重要。

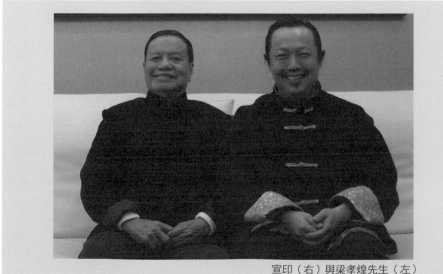

宣印（右）與梁孝煌先生（左）

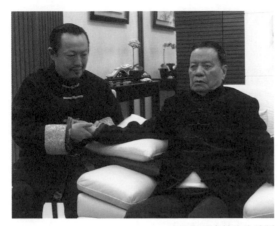

宣印與梁孝煌先生號脈

三種年齡加起來「除以三」，才是一個人真正的年齡。所以，我要求自己要活的快樂，活的有尊嚴又活的有意義、有品味，同時又是個可愛的老人，千萬不要當個討厭的老人。

當人家問我年齡時，我是因人、因時、因地而異，問我實際年齡我當然不能作假，心理年齡最重要了，到什麼地方說什麼話，到幼稚園，我看到小Baby，我的年齡就和他們一樣的年輕有活力。(掌聲如雷)

養心以靜，養生以動

上醫治未病。養生即是這一觀念的深度發展，在一靜一動之間，內在的修養、精神要求靜，活動活動，要活就要動，比如買魚新不新鮮，看在動的就是新鮮，說明「養生以動」是最為必要。

動的方面則以宣印大師教我們打經絡拳保持「身心喜悅」，來讓我們身體的每個地方都需要動。

性命性命，有「性」才有「命」，但許多人把性用狹義的解釋。所謂「性」，是一種嗜好、修養精神，如你喜歡繪畫、你喜歡音樂、你喜歡遊山玩水，這都是「心性」的心靈所寄託地，如同運動沒有一個快樂的心情，精神的寄託，則不能達到一個真正運動的效果與價值。

　　年齡有關係，但不是絕對的關係，應是看我們肯不肯用腦筋、有思想，動腦筋、想問題、求答案，來發現新的事物關係，這是我對「養心以靜」的新定義。

　　樣樣事情是我們沒有去探討、去發現，如同電，電是一種自然現象。自古以來就有電，到了近代才知道用這個電，隨著科學的演進，人類逐漸理解「電」，用自己的腦筋，去窺探上帝的秘密，這就是所謂的「發明」有電燈、電話等。

　　你們看牛頓發現蘋果落地，就發現了地心引力，其實，在牛頓以前蘋果照樣落地，但是大家不注意，而牛頓去探討為何蘋果是往下掉，而不是往上掉，才發現了地心引力。

　　今天有很多的道理在接受當中，不論在科學界、醫學界，都還沒到更高的階段。最後，人生怎樣才是一個最完滿的人生呢？在生活上實踐「真善美性」，才能「超凡入聖」，即是人要活到老學到老，就如同宣印大師與你們學生一樣，不斷的研究經絡與奉獻生命，走上了治病救人的大醫之路。

　　接受經絡拳拍打，真是太享受了。

中國國民黨中評委會主席　梁孝煌

2009/2/4 講於 台北寓所

參考註備：梁孝煌先生 現在擔任中國國民黨中評委會主席。

前國安會副秘書，國民黨中央組工會主任，總統府國策顧問，中華電視公司總經理。目前在台的福州籍人士中的地位最高者。

可以這麼說，後來蔣經國先生決定解除臺灣報禁、解嚴，以及兩岸交流等，或多或少有受到梁孝煌先生的意見影響。

先有「經絡拳」後有《黃帝內經》

宣印

世界上最好的藥，就在自己身上，

95%身上症狀，醫師沒辦法得知病因，

因此，處在「亞健康」狀態的人口佔了九成！

宣印學派研究博大精深的《黃帝內經》已二十多年，

把病痛當成鼓舞自己前進的力量，

透過經絡拳發揮經絡系統與生俱來的健康天賦。

追求身心靈健康、尋求身心安頓的人，

並相信經絡拳的人有福了，

學習經絡拳是不可錯過的精神饗宴，

因為經絡拳是《黃帝內經》的母親。

宣印從十三歲開始，就對中國文化史上的兩部哲學經典有興趣，其中以《易經》、《道德經》最有興趣。從小就對醫學、哲學、心理學、生命學、神學有些強烈求知慾。從十八歲開始就喜歡深層探索中國醫學的本質，其中對於「經絡」這兩個字的存在科學與應用技術，一直就很有興

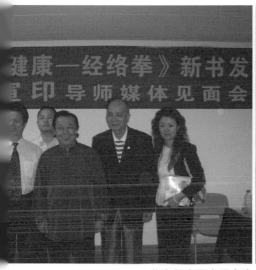
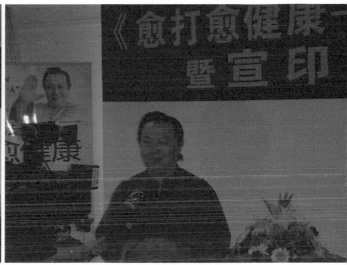

北京新書發表記者會　　　　宣印接受中國中央電視CCTV的邀請專訪

趣，所以從十八歲那年就開始摸索《黃帝內經》的養生理論。

　　《黃帝內經》的誕生時期，正是對兩千年前的「軸心時代」的一次新的飛躍，這一西元前500年所誕生的「軸心時代」的中華文化，此時世界各國「百家」爭鳴，處於文化的高峯期，各國在這個時候也產生了很多的創作，尤其是《黃帝內經》，它記錄了黃帝與他的大臣之間的養生對話。當時很多著作的形成是採取對話的方式，包括西方的蘇格拉底與弟子柏拉圖的《文藝對話集》，東方的孔子與弟子的對話，如《論語》。

　　為什麼我要談到先有經絡拳才有《黃帝內經》呢？五千年前是沒有文字的，當時黃帝是不會把它寫成一本書，那是後人把它整理寫出來的。在漢朝整理後，一代一代流傳著有關於養生思想和人體保健的觀念。

　　人類從出現開始，就有疾病的發生，人類在古老時代就覺醒了一件大事，就是必須去尋求各種「醫治自我」病痛的方法。古人去揣摩動物的

各種動作，敲敲打打自己的身體，而這種精良的技術遠超過於《黃帝內經》。

對於這種古老的敲打身體的技術，我經常冥想，感受古人在掌握「敲打發掘腦潛能」，同時腦細胞裡產生了直覺力，覺得人體有些脈絡打一打後可以治病。透過不斷的體驗察覺後，用這些意識的頻率去搜尋體內的感應，發現這種感應會自然而然留下一些紀錄，這種紀錄老祖先給它命名「經絡」，而且是依身體的五臟六腑為名稱來命名十二經脈。

宣印學派研究了古老中醫與現代科學，瞭解人體裡所蘊釀的經絡氣血，透過不斷的敲打撞擊，認識了人體的經絡價值，找到了經絡的傳導路徑與最新經絡的位置。更發現到隨著年代的改變，時間的改變，經絡位置有些脈不變，有些脈已經改變，也有增加的一些新經脈。但最重要的發現是經絡體系從過去在表層生理狀態，現在已經進入深層經絡的病理問題。

過去人的經絡不通，只在表面皮部與經筋的腫痛，而現在人的經絡不通，越來越深層在經脈與骨髓了（如年輕人的骨質疏鬆症）。過去只要按摩、推拿、針刺就馬上有效，如果我們不知道用更深層的處理方法，去打通人體的深層經絡時，我們怎麼能療癒自己並預防疾病，怎麼能對抗六淫之氣，即風、寒、暑、濕、燥、火而長壽百歲，怎麼能夠實現《黃帝內經》裡的治未病呢？

學經絡拳是要清楚明白病因何在，現在人經絡不通的問題已經潛入到深層了，不容易治癒，已經從過去的表層的脈絡進入深層的脈絡裡了，因此如果方法無法達到深層經絡的釋放與打通，是不可能達到治未病的功效。

先有經絡拳才有《黃帝內經》，這句話是要告訴大家，經絡不通的次第：一開始經絡不通時是發生在「太陽經」，即小腸經與膀胱經，小腸

經不通會脹氣，膀胱經不通是不能代謝汗液，尿液也不能完全代謝出體外時，會導致循環變弱，四肢開始變冷，身體潛藏的徵兆開始初步引發，如頭痛、腹痛等這些問題會先留在「太陽經」上。

如果太陽經的問題沒有改善，就會傳達到我們的「陽明經」，即胃經與大腸經，這兩條經會儲藏著沒有必要的毒素、宿便，因此會引起身體更多的狀況，皮膚就開始不舒服、產生全身過敏，這些過敏又不改善的話，就會影響到我們的「少陽經」，即三焦經與膽經，三焦經是代表淋巴的循行，而膽經是身體基礎代謝。當我們代謝不良時，我們累積了很多廢物，我們就很容易發燒感冒、全身筋骨痠痛，身體這時的循環很「差」了。

容易進入「太陰經」，即肺經與脾經的不通。呼吸越來越累，運化功能不足，全身上下氣弱，四肢開始越來越無力，動不動就染上大病上身，容易產生急性的發炎。這時候如果再不加以改善的話，就會進入到我們的「少陰經」，即心經與腎經，這兩條經不通了，循環越來越「弱」了，血管又變得越來越硬，腎臟功能越來越差，心氣更加的不足。這樣惡性循環，變成全身不對勁，睡不好、沒胃口、沒精神，現代文明病就不離身了。

那麼「少陰經」再阻塞下去，就進入到「厥陰經」，即心包經與肝經，就是這兩條經痙攣緊繃了，臟腑的血液循環越來越「差」越「弱」了，所有堵塞存在於體內，根本沒辦法排除，接下來隨時都會產生病變，心包經、肝經開始逐漸堵塞，隨時會猝死、暴斃，此時，沒有人能保證身體的安全性。

各位經絡拳學習者，「經絡不通」的問題如果沒有去探討與振動時，經絡常常會處在一個阻塞期，身體在不知道脈絡阻塞情況的運轉，是很累的。因此送給大家一個新的方法跟觀念，這是人類翻身的新力量，叫「經絡拳」，是亞健康人的保健聖經。

　　請記好，打經絡拳是運動，是遊戲，也是新時代的能量科學。當我們體內的能量在運動時，透過能量振動或能量守恆時，就能讓體內充滿了「精」力，身體活力是要靠「精」的來源，有了精則「氣」能生，氣就是代表能量的運轉，有了「氣」的運轉就有了「神」，神就代表人有很好的精神意識與情感。

　　《黃帝內經》所說的「起居無節」，會造成身體上的病變，但是現在地球磁場與生活頻率的改變，古代《內經》的那一套，今人不見得按照起居有節的正常睡覺、正常起床，就能保證健康長壽。打經絡拳時代快來臨了，發現身病從「經絡調理」開始，心病從「喜悅心藥」醫治，才是健康長壽的核心。

　　健康不是光靠儀器檢驗、藥物、食物就可以改善的，因為打經絡拳是陰陽平衡的機制，能量做調節後，才真正療癒病痛。身體有了療癒自我的經驗後，也才真正瞭解生命的秘密。因此，新的養生觀是「不能以病人為中心，也不是以疾病為中心」，要有方法儲存活化器官的功能，來延長生命的年限，甚至於讓我們的身心靈獲得更健康的頻率。

　　所以不是按照起居有節、飲食有度，就可以獲得健康，而是一個真正懂得平衡養生的人，打發負面情緒並紓解「重壓力」，化壓力為潛力，才能活到百歲、活到身心喜悅。

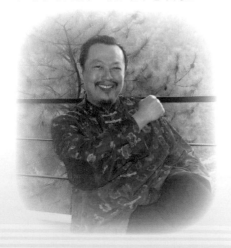

經絡拳是「治人」不治病

經絡拳講師團

一輩子的健康喜悅，就靠這本書！

沒有不可能，只要我們願意，病痛不會啃食我們的健康，

建議您認真修習經絡拳，日子將過得健康自在，

唯有經過高血壓、糖尿病的洗禮，才能比從前更愛自己，

因為經絡拳將我們視為一個人而非病人。

經絡拳講師團 愛您

「病」是一種思想，我們很多無形的思想，很可能經常會透過有形的「病」表現出來，比方說，如果經常很容易緊張，那麼在五臟六腑裡面，胃的功能就會受影響，以致於產生胃液分泌不正常的情形，「胃經」就會不通暢，就會有一些症狀出現，例如感到胃酸過多，然後去檢查，有時候又檢查不出來，這種情況我們稱之為「亞健康或半健康」，這種檢查不出來的問題有時比診斷出來的疾病還可怕，因為它沒有藥可醫，它卻是所有人體不舒服產生痛苦最大的溫床。

所以，當我們在學習經絡拳，在實際體驗修打經絡拳的時候，事實上就是在學會如何釋放內心深處某些負面的能量，或者是提升某些正面的能量，例如：愛、熱情、正面的思維等等，如此身體才會越來越健康。現在非常多的著名醫師，透過寫作或透過媒體，寫了很多有關健康的書籍，但是往往很多的觀念、角度都會互相的矛盾，比方說，身體需要什麼就要吃

什麼、補什麼，我們從某本書很權威性的寫出吃某種水果可以降血壓，但是可能在我們照一天三餐吃了一個月之後，又從另外一本書，看到了某種血壓偏高的人就不能吃這種水果。

從各種媒體所提五花八門的醫療方式發現，好像所有的健康之道，都在談如何從飲食的角度去談養生。所以，當我們很多人一直在談養生的時候，其實就是在談如何治病；事實上，我們難道不知道去思考「該如何來改變人的頻率或者是觀念嗎？」

很多人不懂得「養生」其實是一種「修身養性的態度」，很多人談了很多的不同的「術」，也就是各種五花八門治病的術，事實上消耗了太多的能量，治病是沒有意義的舉動，因為「病自己會好」的。

而且也知道，最好的醫生不是在談治病，因為治病要談「根本」，根本是什麼？其實大自然的力量是可以治療我們內心的疾病，這才是真正使人受益的根本方法，治好病的絕對不是醫生，而是我們自己。世界上沒有治不好的病，病大多是慢慢而來，所以也要慢慢的治，「調養經絡」是最重要的關鍵。

要怎麼去療癒自己的身體？首先要先從治人開始，治人的境界就是要從「修身養性」開始，治人不需要針對疾病來治病，如果能夠用心把身

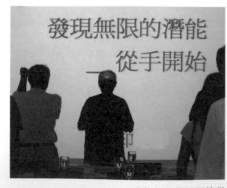 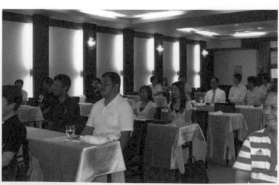

明亮老師傳授經絡拳　　　經絡拳學校副校長何明亮老師於NetApp演講經絡拳課程

體打掃乾淨，能夠讓自己越來越輕鬆、愉快、自在，病就不能夠殘留在身體體內，如果經常動不動就去醫病治病，然後不斷的用藥物的方式殘害身體，最後身體會越來越弱；或者不斷的用食物來給予身體過多的營養或過多的想法，會造成身體的負擔。

所以生病的人應該先學會如何的接納自己，當自己願意改變時，例如：透過了修打經絡拳，事實上它就是在激發屬於內在天生的自我療癒力，身體裡面本來就有藥庫、藥房、食物庫房了，它可以救自己的生命，要激勵內在心靈，要注入非常正面的力量，鼓舞自己去改變的負面思想、改變負面頻率，因此才能收到自我療癒的效果。

所以宣印學派說「治病」是一種治標，「治人、治心」才是真正的治本，人生才會更加的圓滿。

經絡拳就是要提升一個非常好的、正面的信念，這套心靈的力量一開始從過去很落伍的、一種被邊緣化的民俗療法，漸漸地在西方醫學也看得到，這股風潮也慢慢地吹向西方。例如《黃帝內經》提到「肝者，將軍之官，謀慮出焉。」

肝是一個大將軍，每天必須運籌帷幄的去思考如何採取適當的行動，那麼我們現代的人為了生存，經常要用腦過度、思慮過多，造成精神、心靈過度的負擔，所以現代人的生活及身心狀況確實會傷到肝膽，導致於肝膽功能開始壓抑，最後就容易造成血壓偏高，或者是在身體形成一種所謂的肌瘤。這是因為我們用腦過度所導致的氣血不良，那我們怎麼去預防呢？最重要的是各位要很清楚地認知，用最自然的療癒方法，是最沒有負擔也是最棒的。

皮膚有許多經脈、絡脈，如果經常加以適當地拍打，它可以預防細菌入侵到體內，因為拍打時，皮膚可以透過觸覺產生一種信息的接收，這種

信息的接收提供給大腦，提供給脈絡、經絡一種溫暖、一種觸覺、一種傳導的力量，它會讓觸覺產生信息的傳導，經由脊椎，傳導到大腦，再回饋到肝臟，肝臟的謀略運行就會適度放鬆。身體的迷走神經被活化之後才能促進內臟的活動，甚至還會加強胃的功能，有助於消化，這麼簡單、這麼棒的方法我們為什麼不用？

因此，只要透過了振動的過程，就可以跟自己的身體和內在的靈魂產生微妙的聯繫，當然也包括了經絡體系，所以當我們拍拍腰，腰就會很輕鬆的可以挺直，因為它知道我們在善待它，它知道我們在招呼自己的腰椎，它讓自己的腿更加輕鬆有活力，走起路來路就會很輕鬆，所以它是一個身、心、靈的互動，當身體把拍打的信息傳達到大腦的時候，它會送給身體一個珍貴的禮物——就是「身心喜悅」和「健康」。

因此請記得，我們「沒辦法治病，只能治人」，如果心中有病，就會做出許多不智之舉，會讓內心更加茫然。因此如果想要讓身體產生奇蹟，只要去接觸自己的身體，透過一拍一拍地去治內在的「心」，養成一種好習慣，去淨化自己內在的心靈，相信會越來越健康。

透過了這本書，會找到自己理想的健康身體，希望所有的讀者，可以從這本書當中不僅可以得到了「讀」，而且也可以從中得到一種內省的契機。別忘了打經絡拳，要提醒生命是不會孤單的，當生病的時候，就是上天給自己一個喜悅大道的一個很好的機會，希望經絡拳可以帶給大家健康和幸福。

打對經絡不衰老保證班

經絡拳總教練Mars

《內經》說身體要健康，益壽延年，

需要追隨大自然的規律，隨著季節的變化而安排日常起居。

「打對經絡」將引領你我走入身心喜悅的「黃金時代」，

經絡拳與地球上的每一個人息息相關，

因為經絡拳圍繞在每個人的身邊，正在全球發燒蔓延，

其中飽含「不衰老」的能量。

　　這是一個很有趣的話題，人到了二十歲的時候，人體就逐漸的會感覺到開始有老化的現象，到了四十歲的時候，就會越來越明顯，五十歲就表現出來了，六十歲所有的器官、一切的外在感受，例如：視力、聽力、體力正式老化，這些現象大部分都在於心臟血管的系統出了問題。因此，如何讓身體的心臟血管系統能夠保持一樣活力、一樣的健康，這就是我們現在立刻就必須要去做正確的投資，就是要「打對經絡」，保持血液正常的新陳代謝。

　　這一本書不斷強調，就是談到如何「打對」，因為「打對」，所以人比較不會衰老，比較有體力、活力。首先第一要談的皮膚，很多人一鬆弛就會產生皺紋，主要原因是水分減少了，尤其是眼袋，是老化的現象，我們應該怎麼辦？如何打對，讓皮膚不會鬆垮？首先身體要抹一些油質，含有維他命E的油，抹完之後，用一瓦輕輕拍，拍完會發現皮膚很快的

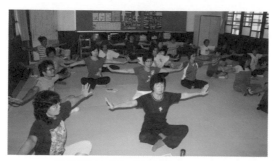

新莊社區大學午班同學感受拍打完身心的釋放

不會有鬆垮有皺紋，皺紋都會減少。另外一個老化的現象就是會發現到我們的頭髮很容易變白，甚至變少，尤其是超過二十歲的人，就會開始發現髮量減少了，到了四十歲就會很明顯了，就會變白了，一般來說都是用腦過度，毛囊萎縮所導致。一打就會發現這時候的膀胱經非常的緊繃、很硬，所以我們從後方的頸部，解決這個地方的肌肉僵硬，經常的振動、拍打，會發現到頭髮比較不會變白、不會稀疏，所以經常的振動後頸部，或是保持血液的溫暖，針對頸部做熱敷、熱療，有時候用熱水沖一沖，再拍一拍、打一打，或者用鹽巴搓一搓再振動，頭髮的稀疏也會降低很多。

再來是很多人有一點年紀，身體的黑色素、黑斑、雀斑、老人斑，簡單來說就是人體的自由基增加了，體內抗氧化的機能開始下降，所以導致於黑斑不斷的累積，這種現象人體就隨著血液的含量不足的時候、不夠清澈的時候，就形成這樣的問題。我們的研究發現到肝臟的位置（左右兩邊胸脅），如果經常的拍打振動，皮膚就自然比較不會有黑色素沈澱。

老化還包括肌肉的沒力、萎縮，這就是代表內分泌的不足，尤其是性腺逐漸的退化，特別在更年期之後的女性，很容易產生變胖，但是又會產生肌肉無力。人的胖是脂肪變多了，但是裡面的肌肉是萎縮的，而這樣的問題就是腎經特別緊繃所形成，整個腿部的腎氣不足了。肌肉一旦萎縮就會變硬，脂肪就會增加，就容易腰痠背痛，這時候只要多強化腎經，肌肉就會慢慢恢復彈性、活力。

老化的另一個現象，就是發現到每次醫院量完血壓，會產生異常。老

人的心臟血管中膠原蛋白不足了，就會血管彈性變低，血管變得很硬，很容易導致心臟或腦血管的硬化。主要的原因是膽經變得緊繃了，沒有辦法分泌膽汁燃燒脂肪，所以要多打膽經，柔化血管，如此下來，血壓比較容易恢復正常，而且不論是高血壓或是低血壓。

　　以上是老化後常遇到的問題，另外還有呼吸含量會變低，尤其是肺泡萎縮，空氣不好讓支氣管的組織很早就變弱，容易發炎、容易感冒，這時候也是明顯的老化現象，怎麼辦？經常要握住拳頭，以鳳拳振動胸腔，邊

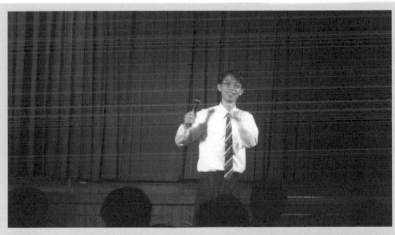

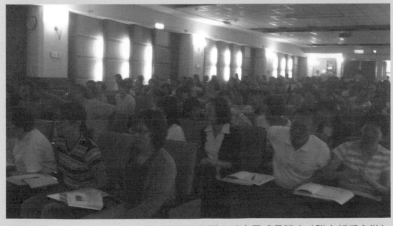

Mars老師第七期土城市民成長講座（聯合報系主辦）

17

深呼吸邊振動，也同時可以強化心臟的回流，心臟每一分鐘要處理將近五公升的血液，在過程中呼吸就變得很重要，強化了肺就強化了心臟，兩者是密切相關的，多多的敲打胸腔也是在幫助心肺功能的活力與代謝。

　　簡單的說，本書就是讓大家掌握經絡拳在教學的經驗，常常去敲打，就可以找到明確抗衰老的方向，它是一本讓我們找到更年輕身體的一個指引，這條路會越來越輕鬆。雖然方向聽起來很清楚、很簡單，但是只要每天花時間打一打、動一動，可能會比飲食的管理或是一般的運動來的更有效。

　　打經絡拳是很好的投資，也是沒有成本的運動，更是一個抗衰老的簡單公示，會幫助我們主要衰老的部位，強化相關的脈絡，打對經絡提高自我療癒的方法，這是沒有任何副作用的，希望大家能夠多多的使用，這是最好的一種健身的方法，希望這本書的序言，「打對經絡不衰老保證班」，它是一個課程，透過各地的課程推廣來教導大家，只要我們感覺到勞累，或是常常中午吃完飯就非常勞累的，就代表我們現在肌肉已經沒有辦法放鬆了，我希望我們能夠來參加全球各地的經絡拳的課程，就會讓我們不衰老，也是最好的養生方法。

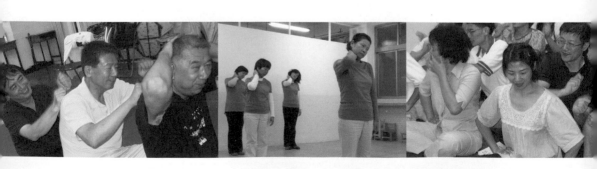

Mars與示範老師 簡介

示範老師們 敬筆

　　十六年前，慈悲儀態和成熟談吐，極為深刻。第一次見到Mars與他偉大父母，在心靈深處像極了『慈祥雅氣與充滿智慧』的活菩薩，十多年來一直沒讓我們與父母失望，Mars老師這是值得現代人學習的『修行尊者』。

——宣印說

可愛到不像話的行者

　　上Mars的課程，總是有一棟好舒服的感覺。

　　經常面對面聽著老師教我們打經絡拳，是很舒服的。或許不太專心，但聽著他講一些簡單的打法，面對心靈空虛的時空，混濁雜亂的思想，或許依舊執著的我們，還是喜歡上他的課，因為，總教練Mars是個不隨波逐流的人，老師是個「可愛到不像話」的喜悅行者！

　　他常會向大家說：「我們宣印導師是樂活喜悅的締造與征服者，創造身心靈的新生命，也讓經絡拳幫大家打造年輕身體與活力心靈。他，是很寬廣的大修行者。」

　　我們是一群不願埋沒「喜悅生命」的人，藉由經絡拳「面對自己，已是很重要的一種生活習慣」，與Mars開心授課的風格，共同成為『樂活拳族』的行者，我們凝聚一群關注生命的人，讓內在聲音能打出心靈的大能量，自救助人。

　　接下來，示範老師要出場了：第一位氣質美人，『何婷婷老師』是甜

美輕快的個性開朗，又具有良好的溝通協調能力和人際理解力。第二位氣質美人，具高度熱誠與生性樂觀，不管遇到任何討厭之事總是神采奕奕的『詹麗卿老師』。第三位氣質美人，凡事大而化之，不喜計較小事，嚴以律己又為人熱心的『詹麗淑老師』。第四位氣質美人，是一位心地仁慈、活潑開朗又沒有心眼，善於樂於與人分享又十分聰慧的『詹麗琳老師』。第五位氣質美人，是一位有開悟的潛力、有覺醒的潛力，在骨子裡卻藏著股正氣的『笪冬梅老師』。第六位氣質美人，一直以來都擁有非凡的愛心，常把心境沈浸在喜悅和溫馨慈愛之中的『笪冬馥老師』。

　　我們的經絡拳示範老師都很漂亮，還人緣極好的、善解人意，有一顆善良的心，他們是最旺夫的美女風格。我們的師生互動關係，非常信賴，在台灣的社區大學已經一批紮實的喜悅班底，學習經絡拳只是修身齊家的「心法」稱呼罷了。

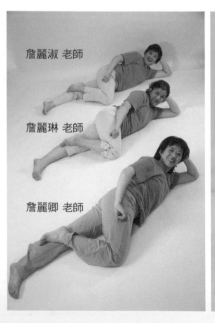

詹麗淑 老師

詹麗琳 老師

詹麗卿 老師

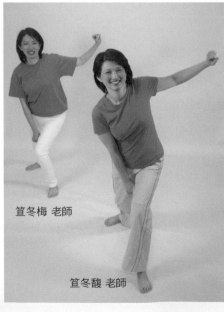

笪冬梅 老師

笪冬馥 老師

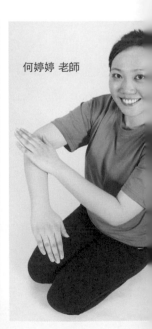

何婷婷 老師

老師愈好 學生就愈強大

上課時，學會「用心即氣」的打通經絡『蓄氣學』，讓我們「點燃」無限的熱情，讓智慧之光照亮所有新學員，也關心彼此陌生的臉孔與全台社區大學。

我們期待更多「學習大師」的出現，成為「經絡拳達人」，努力傳授世人獨門的樂活絕活，讓各領域的人都能向上提升，橫跨工作生活與生命趨勢，是學習社會快速成長的動力，也成就了人類身心靈的成長進步。

老師愈好，學生就愈強人。我們在嶄新的世紀，希望能夠沉澱出一種喜悅與清明，所以不怕讀者與親友不來參與經絡拳，如果你喜歡用真心與人相見，熱烈歡迎你來與我們成為『身心喜悅』一家人，打破藩籬共同打造成「喜悅飆發」的達人！

小心了，下一個「打愛」的達人，就是你！經絡拳總教練Mars常這樣說。

示範老師們　喜悅敬筆

TAPPING

目錄

PART 1 啟動經絡療癒力

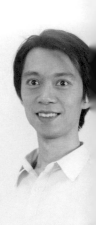

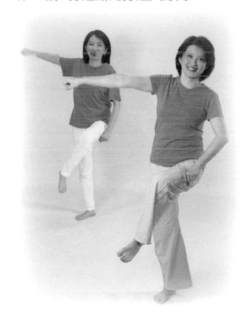

PART 2 打對經絡學

PART 3 不生病手法

PART 4 不吃藥處方

PART 5 分享喜悅

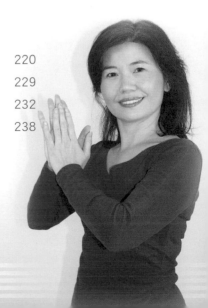

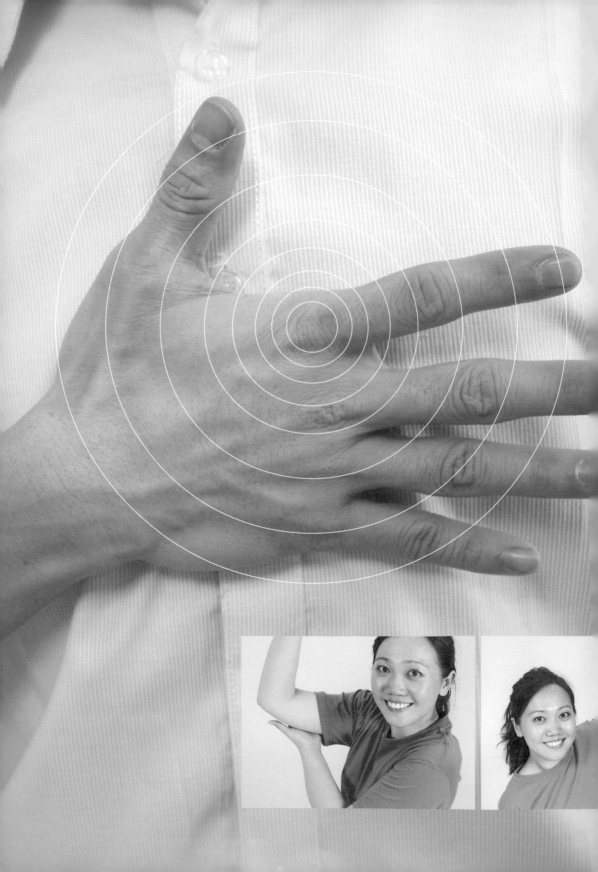

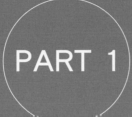

PART 1

啟動經絡療癒力

為什麼有的人活到九十歲？

有人只活到五十歲？

答案很簡單，

他們的經絡堵住狀態、堵住速度所不同造成的。

經絡堵住後人開始生病，

順便一提，

人的死亡基本上是因為活力下降而死亡，

而不是因疾病而死，

這是療癒的秘密。

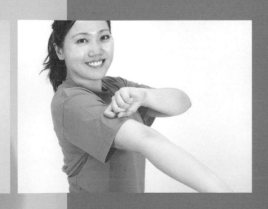

第01講　打是《黃帝外經》

吃藥想達到健康，結果是零，零就是死亡，

而且死得很慘，什麼都不是，叫零。

透過這《黃帝外經》的打是形神兼養，重在養氣。

透過「打」慢慢去察覺內在的「經」，經絡的屬性，

如果要發現內經，須先找到外經，如沒有外經是看不到內經的，

很多人在內心找不到，因為往內修是很無聊的。

　　分析全世界現在罹患慢性病的類別，佔人口的比例：肥胖者佔10%以上，高血脂患者10%以上，高血壓患者10%以上，糖尿病患者10%以上，肝病10%以上，心臟病＆癌症佔50%，為什麼現在人類出現越來越多不能治好的疾病？更令人震驚的是很多的傳染病如 SARS、禽流感、AIDS等等，都沒有方法能有效控制，原因就是《黃帝外經》失傳！

　　《黃帝內經》是內求的生命科學，有內經為何沒有外經？過去留下來的真的只有內經並沒有外經嗎？《黃帝外經》在西漢時已被史家稱為「醫經七家」之一。《外經》之名，始見於《漢書‧藝文誌》，其書早佚。

　　《黃帝內經》是歷代醫家所公認的聖經。黃帝依據人體臟腑、陰陽偏盛偏衰的關係來治療疾病，黃帝還和手下的名醫岐伯、伯高、俞夫等大臣的對話研究，其中他找一位國師「岐伯」的問答，以《素問》與《靈樞》各八十一篇，闡述佔了絕大多數的篇論。

　　《黃帝內經》分為《素問》與《靈樞》兩部，《素問》論身體本質的高低，《靈樞》論調養、鍛鍊身體的方法。《黃帝外經》，透過這《外經》的打是形神兼養，重在養氣。透過「打」慢慢去察覺內在的「經」，經絡的屬性，如果要發現內經，須先找到外經，如沒有外經是看不到內經的，很多人在內心找不到，因為往內修是很無聊的。

　　所以生病時直接到藥房買藥吃，或到醫院最好打一針，省時、省錢又方便，因此越來越多病痛，內修的過程都在尋求內經，但是歷代名醫、高僧化很多時間，不見得能找到，但是現在宣印學派要普傳，讓所有人都知道，重點在於怎麼透過Tapping「外部經脈」去改善內部經脈傳導，調整臟腑氣血，只有透過打經絡的察覺，自然體悟《黃帝內經》是什麼。

　　人體經絡是人體間隙維系統，並藉以行氣血，使人體以五臟為中心，六腑、五官九竅、筋骨氣血脈、皮肉形體等均透過經絡的功能，保持協調和相對的平衡，因此得到健康長壽。談內求很重要，不要外求，外求找不到內經，要外打去尋求內在感應時，可以發現《黃帝內經》；在整本《黃帝內經》裡沒有談到用吃藥來改善疾病，研究整本書裡面只有10幾個藥方，表示並不是藥方促成這部《黃帝內經》的。

　　在Tapping過程裡，可以透過觀察臟腑氣血怎麼流動，調整頻率，可以不需要儀器化驗、解剖角度等等來內求。而是在振動過程去體悟直覺找到內在的需求，很多人照X光、核磁共振、超音波仍找不到病因，但是透過這振動經絡過程發現病痛。

　　《黃帝外經》講的是「打對經絡」的健康學，打對健康是打點（穴道）入門，「點」如同太極文化，把太極打後延展之後，就是一，一分陰陽，萬生萬物，一代表經絡線，當人體經絡線通了，人處於平衡狀態，每一條經絡線通，疾病自然不會產生，身體會自動修復不平衡的功能。

如我們強調感冒時先不用吃藥，只要打打大椎穴，比打點滴有效。因為點滴中含有化學物質，可以控制病毒感染，但憑什麼說經絡拳能有效的控制病毒呢？打打大椎穴與喝薑茶，是不容易感冒生病的，有人可能會問真的嗎？薑茶沒有有效物質控制病菌，為什麼它可以有效，因為「拍打與吃薑可以把體內濕熱散掉後病菌自然消退」，請試一試「打對經絡」的自然療法。

打對經絡這本書，就是要建立起正確健康知識，從小養成習慣，讓全球小學生都知道用「打經絡」方法來養生，漸漸的慢性病越來越少，這樣我們可以為全世界、為整個社會減少醫療資源幾千億，這些費用可用來做文化的教育、每個人的生命成長、公共工程建設等事務（治水、治空氣污染等環保問題），每個人都可以生活的更好。

《黃帝外經》談內求掌握在自己手中，不只是個人身心健康，也讓地球更健康、長壽。

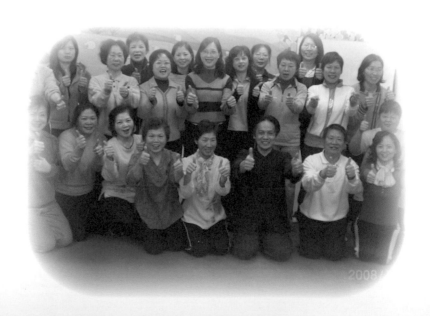

第02講　濫吃藥就是毒死自己

藥物性肝病不是病毒導致的，而是由於濫吃藥物引起的。

如感冒藥引起白血球缺乏症，甚至敗血症。

藥吃多讓身體不平衡就是「毒」。

沒有養生的概念，以為努力吃生機飲食就好了，

但是重點不是吃什麼的觀念，因為很多人在醫病過程中，

太依靠醫師、配合醫師，越配合的病人越來越像「病人」。

我們常說藥三分毒，宣印學派卻認為藥七分毒，過度濫用抗生素，產生抗藥菌株，慢慢繁殖，每幾年就有大變異，每幾個月就有小變異，漸漸地連簡單的一個小小身體發炎，都不容易治好。醫學只防止人類健康惡化，現在的醫院已經成為一個賺錢的機構，很歡迎社會大眾生病來，它不能保證你可以健康，只能保障你沒有病，保障你沒有病卻不等於健康。

現代的健康專家等於是疾病專家，都在預防疾病，而不是讓你更健康。預防疾病，終極目標卻跟藥物都有關連。提醒大家，家中有小孩、老人的用藥尤其要慎重。年輕人生長發育還未完全，大量使用抗生素，以後付出的代價很可怕。年長者抗體、代謝差，藥物進入體內無法排除，藥七分毒，一點都不為過。現在藥的毒並非本身的毒而已，還包含藥對臟腑、組織、器官傷害的毒，不只七成，很多是看不到的。

藥＝鑰，鑰（打開），身體的健康透過藥打開，但是在吃的過程中，當不需要時就不是鑰匙而是毒，一開始有很多副作用，久而久之對肝、腎

的影響、五官的影響越來越嚴重,提早老化。很多年輕人一不小心,還未完全成長,排毒能力較差的時候,就不斷服用藥物,到老了太多疾病變化,變化已超越現在的儀器設備,健檢再也無法達到真正的控制,久而久之發生更多的併發症和新的醫藥名詞。

很多人也認為,那我不吃藥,我透過的是大量飲食。請注意,藥有偏食性(天地當中特別的偏氣理論),例如:人參會吸收心氣、心包氣,吃人參對心臟好,會攻到你的心包;食物中的辣椒有藥性,吃多會引起對器官的破壞,尤其是肺部被破壞了,食物吃多同樣有副作用。

藥吃多讓身體不平衡就是「毒」。沒有養生的概念,以為努力吃生機飲食就好了,但是重點不是吃什麼的觀念,因為很多人在醫病過程中,太依靠醫師、配合醫師,越配合的病人越來越像「病人」。

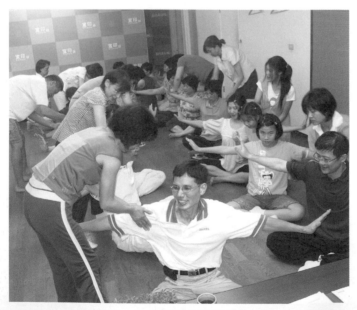

藥廠希望醫院配合它來開藥,生意越來越好,久而久之病急亂投醫,病人選擇吃藥就越來越毒化自己,健康就越來越渺茫了。很多人早上吃這個藥有效,但過幾天沒效,再到另一家醫院去看,晚上又吃不同的藥,同時可以很厲害的講出很多的藥名。

經絡拳的學員喜歡用自然的方式追求健康

授課中我們看著初學者，吃那麼多的各式各樣藥品，胃還有空間吃飯菜嗎？

在大自然中當然要呼吸新鮮空氣、喝很好的水、吃大自然栽種的五穀雜糧，身體才會越來越好，越來越健康。每天吃不同的藥，請問各位，不僅把身體抗體降

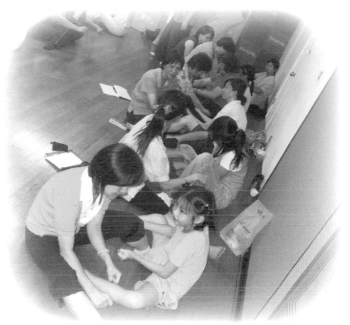

新世代的父母用經絡拳與孩子互動，希望孩子一生遠離藥物

低、抗病菌能力降低、細菌也有生存的權利，久而久之當然一直打點滴、吃藥，吃到最後「身心靈」越來越慌亂了。

我們把現在的人正在濫用藥物族群看成是身體動物實驗者，本身表面是身體，但卻是動物的行為。不管他們吃什麼藥？不管吃什麼食物？吃過多或吃了沒有感受的人，是身體壽命在浪費藥物的資源，會得到因果，影響健康一輩子，在此鄭重的告訴各位，吃藥是最不環保的行為。

第03講　人不是病死而是堵死

　　把疾病交給醫生，這是一個不成文的規定，醫生成為疾病的專家，醫生讓你每天面對你的疾病，而忽略讓你越來越健康。

　　因為現代醫生群治病法是採取「圍堵而不是疏通」的概念，打亂身體原本正常的機能、代謝的過程，一直在治標而不治本。

　　現代人晚上吃得特別多，身體的運化、活力機能就越來越差，吃過多的垃圾堆積在體內，年輕時血管清澈，年紀變大，飲食結構複雜化，年紀大，血管從清變濁，我們在號脈時發現很多人血管壁是一層油，血液濃度越來越高時，一不小心血管堵住，發生很多疾病。

　　因此造成很多人血壓、血脂變高，不好醫治，更麻煩的是，很多得到醫學傑出貢獻獎，都是在醫治好「病」，但是可能縮短你的健康、活力為代價，很多醫生群的治病法是採取圍堵而不是疏通的概念，打亂身體原本正常的機能、代謝的過程，一直在治標不治本。不論病因，不問任何現象、感受，只問結果，所以藥物達到數據標準、當原本檢驗不標準的，就加藥劑讓你達到標準，所以病因永遠存在體內。

　　現代醫學的健康模式，是把病人身體當成一級戰場，永遠永遠視為很好的表現空間。藥物為醫生的武器，敵人是身體的疾病，不斷用藥彈，提供武器，不管誰贏了，戰場是身體，健康則是越醫越弱。醫院所說的是疾病的保健，病人是最大的客人，病人不可以痊癒，病人在醫治過程，把疾病交給醫生，這是一個不成文的規定，醫生成為疾病的專家，醫生讓你每天面對你的疾病，而忽略讓你越來越健康。碰觸疾病的過程是用圍堵的。

為什麼有的人活到九十歲？有人只活到五十歲？答案很簡單，他們的經絡堵住狀態、堵住速度所不同造成的。

很多人在堵住之後，並沒有發現，因為器官還能正常運轉，不論生病得再嚴重，都可以運轉。跟各位講一個秘密，要聽清楚，慢性病是治不好的，慢性病對身體活力的降低是有一定限度的，但是經絡阻塞之後的身體，在沒有任何疾病下，體力還是會持續的衰竭。經絡堵住後比慢性病所導致的體力的衰弱，還嚴重數百倍，經絡堵住後慢性病會逐漸下降所有器官的功能，一直用不同的方法去補償，都沒辦法恢復的。

人的死亡基本上是因為活力下降而死亡，而不是因疾病而死，這是秘密，各位不要陷入瓶頸。我說清楚一點，很多人有胸悶、胸痛，一開始去醫院檢查後，醫生說沒事，回家吧！趕快多休息、多運動、多睡覺，注意飲食，多喝水，說不出是什麼情況，反正就這樣呀！就這樣就對了。

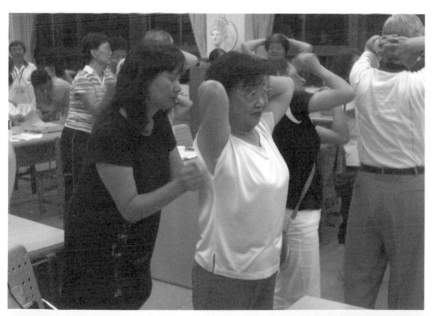

新莊社大老人保命防跌班

　　但是人們常說胸悶是一個警訊，要趕快去看看，但是因為檢查不出來呀！好了，過一段時間，心臟終於出問題了，去看看怎麼醫？醫生說：「唉！不好治療了，為什麼不早點來呀？」

　　大家開始發現到，原來平常醫院不是最好的預防保健之道，現在《黃帝外經》的打，才是最好的一個防範未然的方法，當有不舒服的感覺的時候，就可以適度的做調整，可以中斷從量變向質變發展的過程，這是Tapping健康時候重要的特點，我們談的是未病，不要等已經形成病才去找它，當不舒服時及時的打、去調整它。

　　打是重視流通性的修復程式，不斷的去流通、修復，能讓你身體有需求的時候，能夠根據身體不同的地方把管道疏通，增加流動速率，暢通性越高，增加血液輸送的循行，打是在增加身體修復的能力。

　　如果你一直投資用吃藥方法去獲得健康的話，事實上不是獲得健康而是獲得疾病，如果你投資打健康你就會獲得健康，如果一直養成去醫病的習慣，就會不斷堵住我們的身體潛能，往後細菌沒有足夠的血液去改善、控制病菌的蔓延，用藥絕對是一個大毒，現在鄭重的告訴各位，用Tapping可以讓經絡的堵去疏通，可以讓藥慢慢排除體外，但是你需要有耐心的打經絡。

第04講　元氣不能補

談經絡拳，談的、研究的不是你有沒有病症？有沒有疼痛？

而是你有沒有元氣。

元氣有沒有，關鍵在於經絡通不通？

　　元氣是東方人非常重視的一種健康的代號。元氣是生命之氣，也可以說是原始之氣，父母給予，跟著生命一起來的，從被生下來一直到你離開的時候，一直不斷的被消耗，元氣能維持多久？健康就能夠維持多久。

　　很多人因為疾病去醫院檢查，檢查找不出病因，但是卻有個現象，就是他很疲勞、他很沒元氣。你知道元氣有多重要，它是讓你不斷的超越病痛，一個最重要的秘密武器。談經絡拳，談的、研究的不是你有沒有病症？有沒有疼痛？而是你有沒有元氣。

　　我們如何看待這個問題？以客觀的角度來看，很多人當身體改變的時候去檢查身體，會檢查出有病，但是在還沒有改變之前是沒有病的，人是沒有元氣的，等到你有病的時候，把病名套上去之後，你想要把病名拿掉就不容易了！

　　當有高血壓、糖尿病時不能離開藥，當拿開藥生命隨時有危險的時候，你敢拿開藥嗎？很多人談到大補元氣，什麼東西都沒有辦法大補元氣，元氣是不能補，如果元氣可以補，人就不用死的，你知道嗎？很多人在談健康，都忽略了元氣的消耗，很多人在追求生命理想的時候，當大事業、大志業的人把元氣消耗了，好像把自己放火燒，燒自己身體，讓外在的風寒暑濕燥熱攻進來，內在的喜怒哀傷悲恐釋放出來，內外兼燒，元氣

耗盡，壽命就沒了，就消耗掉了。

元氣有沒有，關鍵在於經絡通不通？經絡如果通了，元氣能夠慢慢的節約使用，保持健康，如果父母只給你一半的元氣，就是你的儲油槽只有一半，加油車子只能開到一半，沒有任何辦法可以幫你補滿，這是天生注定，但是我可以讓你節約的用，讓你慢慢使用你的生命元氣，為什麼？

經絡通了，沒有拉力，阻塞點少，耗能少，達到環保，自然越來越有元氣、有健康。拜託各位，隨時觀察你自己身體感覺的變化，元氣是一個重要的指標，不要相信外在給你的想法，而是相信自己的感覺，當你不舒服的時候，立刻拿起你自己的手，Tapping就健康了。

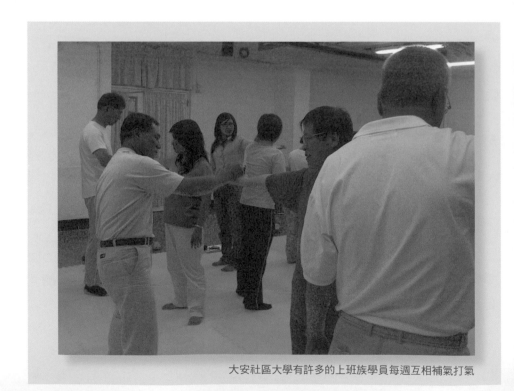

大安社區大學有許多的上班族學員每週互相補氣打氣

第05講　打造黃金年齡

　　你知不知道，人是怎麼死的，是病死或老死？他們是被折磨死的。人根本不是病死的，人是因為器官機能「衰弱」而死的，你用了各種方法去折磨它而死的。

　　經絡拳老師的教學工作，想盡辦法讓他的學生眼不花、耳不聾，

　　到九十歲時仍然頭髮烏黑亮麗，保持最佳狀態、心態、體態，

　　到老的年齡各方面都能夠永遠保持年輕為教學目的。

　　為什麼很多人都不在乎身體老化呢？因為沒有經歷過家人生病的痛苦，宣印的父親三十九歲身體老化去世了，從小就對生命有很深刻的感悟，父親去世後留下一些東西對宣印大都沒有大用處，所以「老比病」可怕。

　　用黃金年齡的概念來分享，怎樣永遠保持身體年齡的健康呢？根據人類生物專家研究生長期，狗的生長期是2年，壽命是5倍，所以大概10年左右，哺乳類5倍，生長期25年，所以人類壽命大概一百二十五～一百七十五歲，甚至更長，但是為什麼有些人活到四十九歲就英年早逝？有人則可以活到八十九歲？

　　很多人問他們吃什麼？其實都不是，道理很簡單，活四十九歲的人累積很多錯誤觀念、方法，與活到八十九歲累積的是相同的。很多人本身有很多錯誤的觀念，使得身體一直一直敗壞。人的成熟期如果能活到一百五十歲，但是現在人的平均年齡活到七十五歲左右，請問少活的那一半跑哪裡去了？各位你知道這個問題嗎？

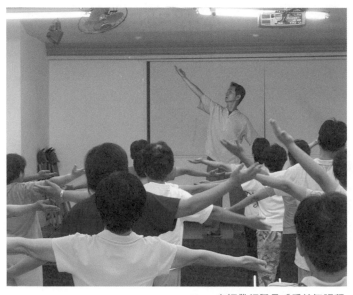

Henry老師帶領學員感受練氣課程

男人跟女人的生命週期是不一樣的，男人以陽氣為主，女人以陰血為主，男人的生長期間是每8年一次變化，女人每7年變化一次，可以以倍數算，一直變化再變化。女人的巔峰年齡是二十八歲，男人則是三十二歲走下坡，請問走下坡怎麼辦？一定要在經絡上趕快注意了，為什麼？

根據我們授課20年的體悟，一個人快死或很老了，知道身體無法挽回了，身體就從「1」漸漸消失不見的時候，知道錢財、名利，無論什麼都快變「0」了，快死的人什麼話都聽得懂也聽得進。

以前說什麼，多數人多聽不懂「經絡拳」是什麼，現在問人，皮膚發炎可怕還是皮膚老化可怕？他會告訴你皮膚老化好可怕。當皮膚越來越沒有彈性，越來越差以後，發現身體越來越老了，才發現到不行了；同樣的道理，你問人咳嗽可怕還是呼吸弱可怕？當然是呼吸弱可怕。

經濟發達、醫學發達，慢性病、文明病越來越多，你知不知道，人是怎麼死的，是病死或老死？他們是被折磨死的，人根本不是病死的，人是因為器官機能「衰弱」而死的，你用各種方法去折磨它而死的。

你認為這比你賺錢重要嗎？當然重要呀！比你追求人生目標重要嗎？

當然重要呀！你可以永遠用你三十五歲的細胞保持50年，一直活到八十五歲還是三十五歲，你一定開心呀！如果你有這樣的概念，你的心臟在你七十五歲的時候還能跟二十五歲的指數一樣有活力，心、肝、脾、肺、腎，除了心外，其他四個器官也一樣，那麼心態是不是永遠一樣能夠保持二十五歲到三十五歲呢？

時間是生命，無法改變時間，但是我們可以幫助大家打造不老細胞。把三十五歲的細胞能夠保持永遠50年的年輕，延展大家的黃金年齡。

談打經絡拳，是要告訴你如何培養不老細胞與塑造不老身體的法門。問題來了，如脾胃弱，不管吃什麼進去，就會讓你身體越來越弱，從本來很輕的身體變得越來越沈重，身體越來越重怎麼把血液往上帶？不能往上帶，怎麼能把身體的濁氣排出去？越來越弱、代謝越來越差，身體發胖的情況下，當然就會衰弱、衰老。

打經絡是原始醫療的觀念，《黃帝外經》失傳後，宣印學派就是要推廣人類最原始的健康法，沒病不代表健康，有病去醫院這不成文的規定是誰教的？是商業文化教這個時代的主流談有病與沒病。

但就我們而言，你有沒有老才是我們的醫學主流。怎樣透過經絡拳幫助你生命品質再造，器官越來越好、越來越健康，這是宣印學派的工作。經絡拳老師的教學工作，想盡辦法讓他的學生眼不花、耳不聾，到九十歲時仍然頭髮烏黑亮麗，保持最佳狀態、心態、體態，到老的年齡各方面都能夠永遠保持年輕為教學目的。

「打」Tapping這個程式，在追求智慧的新世代裡，代表有效的運動、有效的時間管理健康、明確的保健方法，我們認為在智慧時代，「打」是最有領先指標的。因為，宣印學派的「打」證明《黃帝內經》是有很高的保健價值。

第06講　防老重於防病

人類到了一百二十歲死亡之後，他的器官還是可以用的，

這說明了一件事情，你根本不應該早死。

現代人二十五歲的年齡可能已是五十歲的心臟，

實際年齡是四十歲，性功能可能已經超過七十歲，甚至腎臟的功能已經九十歲，

各個器官的衰老狀況不一樣，很容易就醫這個連累另一個，

結果永遠逃不出生病的厄運，

處在現在醫療模式的人類，全部都死狀很慘。

防老的時代來臨了，防病的時代要過去了。長期以來，所有的醫生、科學家一直認為衰老是正常的狀態，錯了！有了這樣的想法，就把衰老與疾病分開，事實上人如果沒老就不會有病，人老了才有病，生老病死是錯誤的，是老才病，沒有老就不會病，很多人會被字義所矇騙。

如何能讓我們不會衰老，不是要抵抗大自然，而是很正常的瞭解身體的狀況，才能夠瞭解如何防老。所有的醫療模式，已經成為人類追求健康最大的障礙了，我們不斷的在防病，所以距離健康就越來越遙遠。

我們必須要回歸到健康最原始的主軸線，就是「防老」之道。「衰老的問題」是比疾病、癌症來的可怕萬倍，因為人類所有科技的發展，永遠

趕不上病菌、病毒變異的速度。整個身體是一個完整的生命體，不是一種個別的功能組合，很多的醫學把治病做個別處理，結果呢？雖然有巨大貢獻，雖然在疫苗上的接種及抗生素有很大的貢獻，延長了人類的壽命，但卻慢慢的衰竭了所有正常器官。

現代人二十五歲的年齡可能已是五十歲的心臟，實際年齡是四十歲，性功能可能已經超過七十歲，甚至腎臟的功能已經九十歲，各個器官的衰老狀況不一樣，很容易就醫這個連累另一個，結果永遠逃不出生病的厄運，處在現在醫療模式的人類，全部都死狀很慘。

短命的人衰老的速度會比長命的人衰老速度快上兩倍以上，所有的器官不斷衰老的過程裡，雖然有七十歲的年齡並不代表身體的器官是不能用的，也就是說如果人類到了一百二十歲死亡之後，他的器官還是可以用的，這說明了一件事情，你根本不應該早死，所以為什麼會有器官捐贈，為什麼還可以用，因為根本沒有用完就死了。

如何讓衰老的速度變慢，才是衡量健康最重要的標準。「打經絡」的生命再造工程，就是要改變現代人的衰老現象，持續在追求健康的人，是活一天老三天，對健康一點概念都沒有的人、放任身體的人，是活一天老三十天。

人類衰老的速度越來越明顯，這樣的課題已經不是個人的力量可以扭轉，如果還依循著傳統的醫療方式，已經讓五官五臟開始敗壞，眼睛容易乾澀、耳朵容易重聽、鼻子容易過敏、舌頭容易上火，這些都是身體老化的恐怖表現。

宣印學派建議你，要勤打又動腦，手腦一體，有精神上的力量、方針，衰老的速度才會減慢，所有的偉人、大師，都是年紀很大、白頭髮卻智慧充足，反而是越老越健康、成就也越高，老很重要，因為它可以顯現

出不同於別人的高貴感。

　　也許你現在最難決定的是三十歲的你要不要開始打經絡拳，是不是要為健康建構一個防水堤，避免水洩出去，提早補好漏洞，減緩衰老的速度，就能夠預防潰堤，不要等到大洞已成，經絡拳只能幫忙微補，這樣的幫助是不夠的。

　　有些人潰堤在肝臟、有人在心臟、有人在小腸、有人在大腸等等不一樣，所以在勤打動腦的時候，動的是快樂的腦、快樂的心情，保持快樂的心情，並且在飲食方面能夠少量多餐、多打多動，自然就能血脈暢通、腸胃暢通，吃得下、睡得著，輕鬆愉快，就能夠讓衰老的速度降低、再降低，自然就能夠活的輕鬆、長壽又健康。

　　如果你現在的壓力很大，沒有食慾、沒有性慾，甚至睡眠不好，頭髮一直變白，你就是急速老化的代言人，怎麼辦？

　　請問問自己要不要勤打動腦，如果你願意，你就可以讓變胖現象改變、血壓開始平衡、身體越來越有輕鬆感，你才會發現到，所有現代科技的發展，最新的醫療設備，最好的藥物，都不是讓你輕鬆的，是讓你很辛苦的，而「打」是讓你輕鬆的，而且你可以征服你的老化，你可以讓你越來越健康。

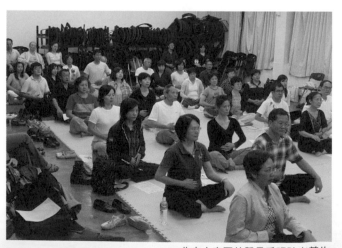

北市大安區的學員重視防老養生

第07講　打哪裡比吃什麼好

你有沒有發現到，現在吃的蔬菜、水果越來越沒有味道，

外表越來越漂亮，

但是卻沒有過去那麼香，反而是越來越難吃。

每天拼命的吃一些所謂的食物療法，

不小心得到腦血管疾病、心臟疾病，都是屬於「吃食病」。

相信現在的小朋友到年紀大的朋友都知道，現在空氣中充滿了二氧化硫，溫室效應越來越嚴重，地球越來越熱了，你有沒有發現空中的鳥、水裡的魚越來越少了，整個氣候也亂了，水污染、空氣污染越來越嚴重了，更慘的是全球每一年受污染的糧食，已經高達數億萬噸，這些糧食都是在不知不覺、沒有任何的媒體的報導之下，已經到了各位的廚房裡面、冰箱裡面，以及待會兒餐桌上要吃的食物上。

所有的葉菜類、根類等，都已經含有過量的硝酸鹽，都超過標準的，所以它可以保持新鮮，很多的水果、蔬菜裡有鉛也有汞和砷，甚至都已經超過了臨界值，我們每天的食物裡面都帶有一點點毒，身體卻被毒的不清不楚。

所以現在已經不只是蔬菜、水果是這樣了，你有沒有發現到，現在吃的蔬菜、水果越來越沒有味道，天然的東西越來越少，每種蔬果外型比例越來越大，外表越來越漂亮，但是卻沒有過去那麼香，反而是越來越難吃。

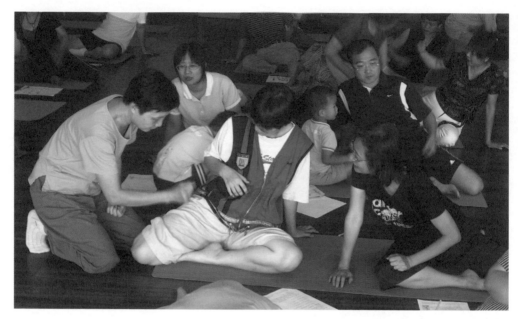

大安社大健康致富營學員用心認識自己的身體

　　我們現在吃到體內的化學物質是過去幾年累積下來，每一年都在增長百倍，我們所吃到的所有的蔬菜、水果農藥比例，所有的昆蟲吃到都會死掉，百分之九十的抗生素都用在動物身上，就是我們吃的肉類，我們喝的牛奶裡面也有抗生素或是鉛汞。

　　攝取太多的這些食品當然就會生病，免疫力就會下降，當然藥物會越來越沒有辦法幫助你，身體越來越有抗藥性，因為每天都在吃藥，所以現代很多人罹患的疾病，叫做「生活飲食病」，就是現在每天在吃什麼，以為吃得很好就可以改善得很好，所以就每天拼命的吃一些所謂的食物療法，身體不小心得到的這些腦血管疾病、心臟疾病、呼吸疾病、中毒或者是消化系統的疾病，都是屬於「吃食病」。

　　全世界的空氣、水源都已經污染了非常嚴重，有幾十億人口都活在這

樣的範圍裡面，包含你我在內。同時有太多人已經累積到下一代，造成更多的遺憾，男性的精子越來越少，所有生出來的孩子變成畸形兒的比例越來越多了，而且不是百分之一、二，而是百分之五至十了，我們還能夠以為吃對人體這麼有幫助嗎？

所有環境污染形成的化學物質、化學品，造成身體上不自主的基因改變，包含莫名其妙吃了就胖、就累、就失調。營養確實對人體很重要，但是有些人不用吃東西，風一吹就長大了，現在食品造成的健康流失是大過於食品本質，到底吃到體內的是營養多還是化學物質多，還是未知數。

各位親愛的家人們，不論你如何認真的注意你的飲食，營養如何均衡，都是浪費時間，所有的食品決定在供應環境、農業體系、餐飲體系、食品加工體系，我們是沒有辦法避免的。

翻閱美國最新的研究報告就可以知道，現在很多的食物當中包含的營養素：鈣、胡蘿蔔素、維生素B群、維生素C，都已經逐漸的減少，但是很多人都不知道，依然拼命的吃，就造成吃到體內過多的防腐劑、食用的香料劑、著色劑、黏稠劑、穩定劑、硝酸鹽、亞硝酸鹽、人工色素，甚至鉛、汞，而人類百分之八、九十的癌症，就是跟環境的食物有關。

一句話小結：「打哪裡比吃什麼重要！」

第08講 Tapping宣佈「戒藥」Timing到了

我們不顧一切的用藥物治病，從身體健康的角度來看，

最後是失敗的，連往後的下一代或是晚年，都會波及到，

因此吃藥的人最後彷彿讓身體處在一個戒嚴狀態，讓身體失去了自由。

趁著「心熱」的時候，趕快為自己做一個決定，

告訴自己從今天起，馬上宣告自己要「打戒藥癮」。

談到了「戒藥」，是一種少吃藥或是不吃藥就能夠獲得健康的法則，讓身體獲得自由，如果你現在有藥癮的，已經非得吃藥才能控制病情，能夠讓身體沒有任何的威脅，今天是戒藥的關鍵時刻，就是現在，就在各位讀者翻到這一頁的時候，看到第八講時候，如果你是看到目錄就馬上想看看的時候，就代表現在的你真的很需要，趁著「心熱」的時候，趕快為自己做一個決定，告訴自己要如何正式從今天起戒藥成功。

Tapping是「振動」或者是「打」，戒藥簡單說就是從修正藥物，從量多變成量少，甚至從少變成不要吃了。

Timming是時間的選擇，在一個時機點上，為自己重新設定。

「打對」談的就是Timming的問題，如果生理、心理在需要的狀態之下，就是「心熱」的狀態，相反就是心冷狀態，但是通常很多人在下

Timming的時候都是在一個不正確的時間，所以沒有辦法做下決策、毅力執行，最後都放棄了，這是人類天生的大問題，都在錯Timming下做決定。

比方說身體發出病痛的訊息，可能有咳嗽、有感冒，通常會採取的錯誤方法就是去吃藥，並不是說吃消炎藥、降血壓藥不好，而是當我們還沒有弄清楚身體的真正主因之前，我們採取的措施通常不是最好的方法，最後的結果也不會是最好的效果，所以我們到醫院付錢買藥是合法的，但是私下買藥對你可能就是毒品，所以最後不管是合法的、非法的，我們就成為從吃藥變成藥癮，千萬不要低估藥癮的力量。

我們不顧一切的用藥物治病，從身體健康的角度來看，最後是失敗的，連往後的下一代或是晚年，都會波及到，因此吃藥的人最後彷彿讓身體處在一個戒嚴狀態，讓身體失去了自由。

宣印曾經咳嗽咳的很厲害，突然之間透過Tapping振動身體，把痰吐出來了，從那一刻開始，我就瞭解，一個人一定要處在很重要的狀態之下，我們稱它叫做「心熱」，什麼叫做「心熱」？就是正處在需求的狀態，剛好有這個問題，迫切的想要突破問題的方法，就能夠把問題改善了。

曾經有一位學員，經常會不自主的發出咳嗽聲，為了釋放喉嚨裡的不適感，為了改善這樣迫切的問題，經過上課指點之後，馬上練習振動肺經處方，兩週前再問這位學員，他說好多了，但是這原本是十多年的問題，竟然好了，最近再問他，就沒有再發生過了。

所以很多人都在一個錯誤的決定之下，讓病情延誤了十幾年都沒有根治，直到有一天Timming對了，屬於身體的需求「熱」的時候，馬上Tapping之後，幫助你完成了人生的改造計畫。

　　當我們想要養成一個很好的習慣，改掉不好的習慣，如果選錯了時間，當沒有任何事情對你有任何的威脅時，沒有任何力量的推擠之下，自然沒有辦法突破，所以當我們要提升自己成功的機運的時候，簡單的說，只要在「心熱」狀態馬上宣告自己要「打戒藥癮」這四個字的時候，你通常就很容易去突破了。

　　各位學生、各位讀者、各位聽眾，如果你一開始聽到經絡拳振動Tapping就有興趣，心正在熱的時候，你只要下定決心、持之以恆，宣印保證你不會故態重鳴，讓自己沒有辦法、無可救藥的一直吃下去，你一定會逐漸的開始康復，甚至開始慢慢的轉變頻率。

　　養成Tapping不吃藥的好習慣，養成健康生活的好習慣，在「心熱」的狀態下，宣印學派相信每一個人在學習的過程裡，一定會有很深的感觸，因為很多人到目前為止，他們真的已經不吃藥。

　　記住！天下很多沒有完成的事

情，通常都是在錯的時間做決定，例如很多身體不好的人，是因為他沒有做正確的決定所導致，所以如果你現在想要減肥，或是戒煙、戒酒，甚至要戒色，或是修行裡的「戒、定、慧」，找到內心的光明、清靜與喜悅，透過「打—Tapping」，Timming就到了。

宣印學派提供給大家一個簡單的想法，今天我們到醫院所必須付出的健保費，如果換成各位不用拿藥，可以折現金，如果能有這樣的選項，可以把省下的時間、金錢用來上上課、看看電影、打打經絡拳，我相信絕對會比吃藥來得有效，或許你現在覺得異想天開，但卻是要告訴大家，寧可把要付給醫院的費用、資源，去看一場電影，會比經常用藥把心越吃越冷來得有效，在看電影的時候保持心情的熱絡，宣印學派相信你的戀愛、生活、幸福指數，以及你未來的人生成功率會大大的提升。

最後因為你做出一個正確的Timming、決定，打讓身體重獲的掌握權，健康可以回到你的手中，別再讀此書了，就是當下Tapping、Tapping。

第09講　小毛病是「海敗冷症」

根據聯合國的統計，全健康15%，生病者15%，亞健康70%。「海敗冷症」常常讓人「活不好」，卻又讓人「死不去」的「亞健康人」，海敗冷症正在啃噬著身心靈健康的成長族群。

但我們相信經絡拳勢必在未來能成為搶救人類健康的主流方式，而搶救健康，當然要從搶救自己的「海敗冷症」做起。希望你是屬於那健康的15%！

宣印學派把人的生活習慣與行為症狀的關連統稱「海敗冷症」。「海」字來自於中國北方農村的選舉方式，稱為「海選」，最近舉辦的一些歌唱比賽都會用「海選」來形容。生活習慣與行為之間如果一直維持不變，人身體上的小毛病會變成老毛病，就會不容易治好，不會有立即的生命危險，但是會讓你不舒服，生活品質不好。

「海敗冷症」是什麼意思？簡單來說就是隨便對待身體的人，常常選擇對身體不好的生活方式，所導致的全身性或四肢冰冷的症狀，平常也常出現渾身無力、容易疲倦、頭腦不清楚、眼睛疲勞，早上容易起不來，睡眠也不好，最重要的特色是經常會產生四肢冰冷、排便異常、精神不夠集中。

如果很認真的想去瞭解它，到醫院檢查卻找不出疾病，所有的數據（尿、便、血液）顯示全部都是正常，當然醫院只好給你一個概括的名稱叫做「亞健康」或「半健康」，常常讓人「活不好」，卻又讓人「死不去」，介於健康與非健康之間，時好時壞，失去健康，但又還稱不上病人

的狀態。

這樣的「小毛病」沒有辦法治好最後都成「老毛病」，都是因為我們常常隨隨便便對待身體，吃的時候貪涼性的食物，造成腸胃功能的失調，腸胃經常遇到冷的、冰的飲料，自然而然腸道的血管會冷收縮，影響到整個腸道的食物進入消化道的黏膜，血液的供應量變得不穩定，蠕動方面也不穩定，消化分解能力也不穩定，因此低溫的時候，食物在體內的處理時間就很長，形成的疾病就越來越多。

很多人一窩蜂的吃冷的食物，媒體常常宣傳的生機蔬果，民眾食用過多之後，誤以為這對身體很好。東方人的腸胃功能較弱，虛寒體質多，加上台灣氣候濕熱，實在不適合過量喝蔬果汁，而且太多涼性的食物，補充大量高濃度、維生素含量豐富的果汁，很容易造成草酸鈣堆積引發結石，所以維生素攝取多量不見得是好事，會導致血液開始慢慢的不足。

都市上班族工作處境更慘，還經常處在密閉的空間裡面，享受舒適的空調冷氣，全部都是違背大自然的生活方式，當然會產生「海敗冷症」。所有的選擇都是對身體不好的，結果自取滅亡。人處於大自然中要想辦法相容，而不是抗衡。

吃了太多冰冷的食物讓身體不停地降溫，降溫到極致，如同穿著不夠保暖的衣服，身體如何健康？久而久之這些小毛病不僅找不出原因，而且不會有任何預警，但是每天都感覺到那邊不舒服、那邊癢、那邊痛，莫名失眠又多夢，請記住，小毛病會這樣偷走你的健康，慢慢的偷，偷到不知不覺，偷到有一天覺得自己的問題大概治不好了、放棄了，這樣的70%亞健康族群到處都是。

比方說，宣印學派研究了二、四個月，每天吃不同的酵素，吃到最後身體太冷，冷到無法承受，到最後頭昏腦脹，沒有錯，這些酵素可能會有

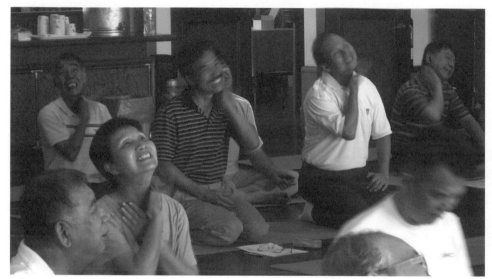

經絡拳健康處方是學員最喜歡的課程

短時間的問題改善，但是各位讀者知道嗎？吃久了之後，莫名其妙嘴巴會苦了、容易生氣，胸腔會覺得悶悶的，氣不順，人開始覺得全身不舒服，但是說不出來，就是一種煩躁感，就是因為食物都是不經過腸胃的蠕動，不刺激它讓它動起來、工作起來，每天就是吃酵素，竟然說可以產生造血運動、生命工程再造運動，這是無稽之談。

脾胃是人後天重要的能量來源，如果都沒有讓它活動起來、運轉起來，所有的生命動能如何能夠發生，人怎麼可能走向成功。我們親身體驗過，同時請一群老師一起用自己的身體做嘗試，吃完這些酵素一個月後都覺得身體越來越糟，上吐下瀉，所以我們只好趕快停止。

因為酵素讓身體寒氣太重了，經絡就容易不通了，更慘的是原本血管中些微的油脂，因為冷而慢慢凝結、沈澱，堆積在血管壁上，經常讓血管長期的收縮，本來健康的反而造成血管拴塞、堵塞，這是很麻煩的問題，如果拴塞在腦部，一開始會頭暈、不舒服，嚴重就缺氧，當然就會產生中

風，或是延伸更多的毛病，如果冷在心臟血管的部位，油脂、膽固醇慢慢的堆積，血管壁變小，也會造成心臟血管疾病，最後心肌梗塞，尤其老年人吃過多生冷的東西而猝死的很多，青少年多吃也不好。身體冷到最後，常常睡覺的時候會想要把身體捲起來，就是身體有寒，也開始發現眼睛矇矓了。

我們講究「因地制宜」，因所在地方氣候、體質不同，飲食方式也會有差異。如乾燥的大陸型氣候，當地人體質偏燥熱居多，因此大量飲用蔬果汁，比較沒問題。但如果用西方人的資料、外國人寫的書，不論是博士或是權威專家，對濕熱氣候的台灣人們，都是沒有用的，只會讓很多毛病陪伴一生，在台灣就是濕氣重，一早起床空腹喝寒冷的精力果菜湯，更違背中醫養生原則，對身體如何會有益處？

久而久之「氣」慢慢的散了，身體慢慢步向病亡，若氣慢慢的凝聚，生命力才會蓬勃，因為人最重要的就是要有氣，氣如何來，一定要做正確的選擇，不要讓四肢沒有氣變得冰冷。

海敗冷症，就是過多的時間給胃錯誤的東西，要均衡的飲食，多打胃經，什麼都可以吃一點點，什麼都不要過量，多打脾胃經就對了，接著心氣、胃氣都開，肺氣也通、心氣也通、肝氣也通、腎氣也通，自然而然身體就健康了。

第10講　大毛病是「躲敗熱症」

一個人的骨質疏鬆了，

事實上就是利用發燒時間，大量的補充我們身體的鈣，

瞬間就吸收了，就可以增加骨質密度了，

所以利用發燒可以治療很多疾病。

結果很多人沒有這樣的動作，反而一樣的去退燒，

像平常一樣吃高熱量、高能量的東西，

給身體不斷的增溫，增溫之後火氣越來越高，身體就越來越燥。

「躲敗熱症」簡單的說就是忽略身體感受的人。

　　一個人長期逃避健康的生活方式，選擇一些對身體不好的對應方式，所導致的頭、臉、臟腑燥熱的症狀，通常小毛病變大毛病最後會變成重病，這樣的族群有一個特性，總是說「反正大家都是這樣，所以我也可以」，他們長期躲避起來，忽略身體的感受，躲在電腦裡，每天泡在網路裡，內心最在乎的是網路有沒有連線，比電視有沒有訊息來的重要，沒有電腦就沒有生活，沒有電腦就沒有自己。所以電腦是一切，惱火了一切，臉總是熱熱的都不曉得，頭臉熱會傳導到臟腑，一開始是手會熱熱的，臟腑就開始變熱發炎了。

　　百病皆於「火」，火會產生發炎狀態，體內「熱」會開始生「痰」，生痰就是「怪病」的開始，很多人就是怪病醫不好，「痰」就是一切重大疾病的開始，大毛病都是從感冒發燒開始的，身體的發炎、發燒就是

警訊，可以躲嗎？總是不在乎的吃個退燒藥，吃了再說，管他對健康有什麼影響，過沒多久開始生痰了，常常就是咳咳咳，都是因為你看著大家吃藥，自己也用這種方式躲藏問題。

感冒退燒好像已經變成了固定的治療模式，但是問題是發燒是對人體免疫力很好的方式，可以清除有害物質的重要訊號，都是透過感冒發燒，是人體自我改善的一種美好的訓練方式，也是很好的訓練課程，上這樣的課通常三天到七天就搞定了，身體會越來越強壯。

健康人的免疫系統對於外來入侵的各種不同的病毒，或是滯留在體內的毒素，身體會自動發動戰爭，就會產生很自然的發燒症候群，這是很美好的，是對的選擇。

退燒藥帶來的副作用姑且不提，但是身體在高溫的情況之下，事實上是可以讓我們的身體瞬間轉變，很多本來在身體上一些可能是有害的物質會變成能量，因為熱會產生能量，可能會被人體所利用，對人體是真的有幫助的，不談吃藥的副作用，光是高溫的物質轉換就是對身體有幫助的，一旦養成正確面對的慣性之後，大毛病不可能成為重病的。

例如說，一個人的骨質疏鬆了，事實上就是利用發燒時間，大量的補充我們身體的鈣，瞬間就吸收了，就可以增加骨質密度了，所以利用發燒可以治療很多疾病，

但很多人選擇吃藥去退燒，平常也吃高熱量的東西，給身體不斷的增溫，增溫之後火氣越來越高，身體就越來越燥。天天活在電腦裡面，太太叫也不起，很多人沒有了工作，都待在家裡，夫妻感情也越來越差，互動性也越來越差，只要看到大家在罵、拼命的罵，不管在部落格、網路上，任何的網站也盡量的罵，罵到最後覺得很高興，整個火氣又上來了。上火後馬上又開始吃冷飲，吃出一堆小毛病也不理會，久而久之虛火形成之

後，受不了了、能量消耗太大、身體太餓了，趕快吃很肥膩的東西，就會引起更多的過敏原，加重病情。

醫院的醫生太願意為你開藥了，都開藥性很強的，抗生素、盤尼西林都用上了，現在藥物濫用的情況已經越來越多，效應也越來越差，吃的藥通常比真正的病還要毒，每天都做這種白老鼠的白癡行為。

從小小問題，慢慢的變成大問題。奇怪怎麼會罹患先天性的風濕性關節炎，為什麼不是五歲就檢查出來，要到五十歲才知道，事實上都是藉口。平常過多的營養、身體過熱的情緒又不穩定，沒有重視身體的感受，本來小小的胃不舒服，就變成胃潰瘍、胃出血，人才開始意識到，本來小小的關節不舒服，不趕快Tapping、Tapping，讓它慢慢的發熱，卻依舊不管、忽視、忽略，還是躲在電腦裡，變成了類風濕關節炎、最後就變成永遠治不好的，連人體基因DNA鹼基（去氧核糖核酸）都變異了。

問題的本身還是在於自己，要求醫生開任何的藥物，不是醫生的選擇，而是你的選擇，醫生不過是配合演出，幫助你完成你結束生命的方式。如果想要萬事大吉，而不是關門大吉，宣印學派有一句話要送給你，就是不要用退燒藥

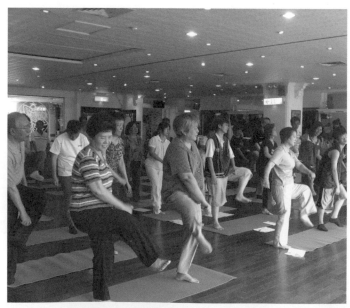

「正在」學經絡拳的學員再度回味活力的身體

退燒，慢慢的用經絡拳Tapping把膀胱經、腎經打一打，這兩條經是身體散熱的重要經絡，打完之後身體越來越好，不會有什麼重病。

對於身體的狀況要「順勢而為」千萬別「躲敗熱症」，春天來的時候，生命力最強的時候，你竟然沒有動一動身體、多打一打，就一直待在家裡、躲在家裡，當然就會上火；夏天的時候沒有流流汗、出出汗做做運動，身體的熱能沒有釋放掉，當然久而久之會形成熱病，心臟就容易有心火，火上加火當然晚上就會失眠。

這些問題從現在的對應方式很重要，如果要讓身體能夠散熱，就是膀胱經，膀胱經從大腿到小腿一旦阻塞，熱無法散掉，整個後背常常就會長東西，這些現象都是導致往後甲狀腺可能亢進，甚至會得到神經衰弱，更重要的部分是火一旦越來越高，必然會得到糖尿病、高血壓，身體的虛火不斷上升，細胞逐漸開始失去營養，乾燥到失去水分，人看起來就會衰老，而這樣的衰老現象，基本上就從振動經絡散熱開始，就可以預防「躲敗熱症」了。

重病是一種衰老的開始，請心情放輕鬆對應自己的身體，瞭解經絡、感受經絡，把身體上不同的火給釋放掉。動物也有養生學，例如狗釋放熱氣有很好的方法，牠經常把嘴巴打開，張口哈氣，把體內的熱氣打開排出。因此只要你感冒發燒之前，嘴巴張開，同時拍打膀胱經大椎穴五分鐘，感冒發燒就搞定了，不信試一試。

第11講 不放鬆運動醞釀疲勞

運動就是要把體內酸質，利用皮膚上的淋巴腺排汗，順利的排出，而不必經過肝、腎，讓臟腑減輕工作量，而達到適度休息的最佳狀況。

但一般的瑜珈課程，柔軟度差的人，還沒開始放鬆狀態，就拼命的拉筋和練習，可能導致腰椎間盤突出症，不放鬆伸展運動把組織拉得很鬆，就會像橡皮筋鬆掉一樣。

只要一段時間沒練習，筋骨又會跟以前一樣硬，這些過程人們就會開始全身性的緊繃，一定會越動越疲勞、越動越緊繃，就如同穿了件「緊身衣」吃喝拉睡，醞釀全身性疲勞。

許多人的觀念裡，知道運動很重要也對身體是有幫助的，所以現代人就會拼命的登山、慢跑、游泳或去健身房健身，但不見得絕對沒有壞處，很多人在不適當的時機或方法來運動，消耗了很多人原本儲備的能量，而且是供應我們一生當中生理週期運轉的重要能量，結果很多人在運動的過程中就把它提早消耗完畢，這樣的問題已在這社會裡開始發酵了。

宣印學派已靜靜的觀察人們在上下班的時間裡，忙忙碌碌當中，產生極度的緊繃狀態，很多人在公司的緊繃狀態下，而下班後也用飛奔的速度到達跑步機面前開始跑步，這時不知消耗了多少能量，這種行為只不過是追求時尚運動而已，因為現在正流行，不斷天天的運動及鍛鍊，這不代表是科學的。

我們運動的目的是為了什麼？是為了「無病長壽」，這是人類追求最高目標的根本動機。而現代人為了運動，共同營造一種大流行的症狀，叫

「運動焦慮症」，用器材大量的拼命運動，在密閉空間的俱樂部裡環境又吵雜，電視影片及流行音樂大聲播放，還沒運動到就已產生緊繃狀態，建議大家有機會上「拳瑜珈」課程，針對瑜珈族既輕鬆自在又深入的快樂運動。

一般的瑜珈課程，柔軟度差的人，還沒開始放鬆狀態，就拼命的拉筋和練習，可能導致腰椎間盤突出症，不放鬆伸展運動把組織拉得很鬆，就會像橡皮筋鬆掉一樣。只要一段時間沒練習，筋骨又會跟以前一樣硬，這些過程人們就會開始全身性的緊繃，一定會越動越疲勞、越動越緊繃，就如同穿了件「緊身衣」吃喝拉睡，醞釀全身性疲勞。

不放鬆來運動的話，是接收不到身體放出來的訊息，接受不到會怎麼樣呢？人體身上有很多的肌肉纖維，有白色及紅色肌肉纖維，我們不放鬆的運動，就等於是用快速爆發力來運動，就像職業運動員一樣，在鍛鍊過程中白肌肉纖維就會越練越硬，會使耗氧率增加，心臟要越多的力氣去輸送血液，因為白肌纖維需要養分，而身體常處於無氧狀態，而紅色肌肉纖維本身就會缺氧，身體就產生酸性物質，這些酸性物質會降低我們的抗體，久而久之不但不會減肥，且會更肥胖。

有沒有發現，運動越多越餓，吃的就會越多，肌肉就越粗壯，因為感受不到身體的訊息，久了就會罹患一種重大疾病，所有運動員就是患了這種疾病，就是沒有接受到訊息且一直鍛鍊身體，導致大腦的記憶體開始喪失了記憶，這種疾病全球已超過一千七百萬人以上罹患了這種疾病，叫做「阿茲海默症」或老年失智症又名老年癡呆症（Alzheimer's Disease）。這種失智症從原來行為及思考上的混亂，逐漸產生器官系統功能上的喪失，嚴重的就失去自理能力，而導致生命的危險！

要活就要動，這句話是對的。但是千萬別過度，會造成更多的身體傷害。運動前一定要懂得放鬆，不一定要很早或很認真的去練習鍛鍊，一定

要吃完早餐有了體力再放鬆的練習，這才是科學，而不是練習鍛鍊完才去吃早餐，因為血糖已降低怎麼可以不吃還去運動呢？且不一定要跑到很多人的地方，這樣空氣會污濁，運動時間也不必太長，而往往人們都會運動花了兩個小時左右，但最健康的運動只要20到40分鐘就夠了，所以在這過程中，如果要減肥是要花一小時左右是沒有錯的，這樣才有足夠的時間轉換，因為要釋放體內糖分，再燃燒脂肪，但如果不是要減肥，一般的運動是不需要一個小時，那要怎麼做呢？

簡單的說運動15～20分鐘是最適合的，不用一次一個小時做完，可以分四次運動，當然不是一天去四次俱樂部運動，只要在家就可以了，這樣不用塞車或人擠人，不會緊繃又很累的流汗，且流的汗不是運動流出來的，是身體很累的情況下流出來的，風一吹就很容易感冒，因此，出汗量可以由你自己控制，不需要大量的浪費體內能量。

請你一定要注意身體的感受，身體是很機靈的，每次身體發生異常時，是會發出求救訊號，試圖讓你自己注意到，結果你自己沒注意，這樣就無法解讀身體的語言，就無法與身體溝通，當它求救時，你自己就不理它或還拼命做運動，所以慢慢的失去身體的頻率，生理和心理出現緊張時，它一定會找到這本書《打對了最健康》，從這本書教你打對經絡——打氣學可以知道，自己本身做小量的運動，且要沒有壓力的情況下去做，就是最好的運動，簡單說「不疲勞就是好運動」。

因此宣印學派建議大家，一星期有四天可進行運動是科學的，讓身體有三天的時間，有足夠的緩衝期恢復精神，就不會疲勞而且是最好的運動，就從Tapping開始。同時也建議多數的老人家，或多或少都有慢性的毛病，找個軟性的運動來做做，適度就好。別太操勞你的身體了，老人家，你的身體需要正確的經絡拳來「敲拍經絡」呵護。

第12講 打八分鐘的健腦遊戲

　　宣印學派主張生病是「好東西」，而不是當作壞東西去對付病。記得！頭部有兩個穴位是儲蓄腦壓的秘密基地，一定要用經絡拳來振盪。

　　醫術最高的預防養生觀念方法，就是「上工治未病」，醫術比較差的中工治小病，但最爛咖的下工是治重病，而現在的名醫都是治重病專家。

　　大學錄取率愈來愈高，學士學位愈來愈不值錢，同時又面臨這一波景氣反轉向下，華爾街的金融災難，迫使許多人必須面對失業潮狂襲，導致欠銀行的錢過生活，在經濟的不景氣中，物價一直升漲，每一個人內心都受到很大的煎熬，患心理疾病的人越來越多，腦部的壓力就越來越高。

　　人為了生活找工作，費了九牛二虎才找到工作，卻把自己丟到一個很不安全且看不到的黑洞裡，永遠為了工作及健康打了一場混仗，慢慢的都不知如何做運動，不知如何做保健及養身，所以很多人都犯了一個錯誤，就很容易受到專家媒體的影響，說明有病一定要去看醫生，這句話就變成口頭禪及一個信念，有病醫生一定會幫你醫，醫生頭上的光好像代表一個權威，沒有醫生好像就不會好，好像身體的健康一定要跑去醫院就像一個歸宿，這是錯的！

　　這20年來醫學不斷的進步，但死在於心臟病的人數卻不斷增加，增加超過10倍，而且所有的疾病是增加的，沒有一個是減少的，所以很多人開始思考，我是不是要開始調整自己的頻率，讓自己可以得到健康快樂的方式，而發明了Wii這個遊戲，就是一個健腦活動，讓腦部重新調整放鬆一下，重新面對這不景氣的社會狀態，也讓身體心靈做調整，就是這個時代

的開始。

但宣印學派卻要教你學會腦部充電法,「八分鐘健腦操」。腦部不充電是無法面對生活壓力,就像電器用品要充電才可以使用,如果腦部使用過多沒充電,腦部消耗多了就會用廣告文詞來決定你下一個行為,這就是為何會相信專家的主要原因,就好像專家說打麻將會預防老人癡呆,結果打多了反而不幸中風的現象,這就是沒頭腦嘛!

與其用Wii甩搖桿棒,甩多了說不定血管阻力會造成動脈硬化,心臟負荷不了,不如試試經絡拳的健腦遊戲。中醫有一句話:人要與動脈同壽,動脈越軟越有彈性生命就充滿活力,越硬生命提早結束,而不見得所有運動會使動脈血管柔軟化,血管要柔軟不是從運動,是從腦部下手。

經絡拳主張「上工治未病」,治未病分為上、中、下,上工就代表高明的醫生,就是未發生之前就要先治療,例如起先身體都很健康,要治療哪裡?要治療的是頭腦,腦就是意識病、心裡病,想太多和煩惱多,這是醫術最高的預防養生觀念方法,就是上工治未病,醫術比較差的中工治小病,但最爛咖的下工是治重病,而現在的名醫都是治重病專家。

很多人不懂上工治未病的觀念,比方說,燥熱時就吃冷的東西,血管和經絡過度的收縮,慢慢的變成惡性循環,心情也越不好,身體也不可能會好,就是因為不懂這個方法。因此現代人配備了大量補品,先吃補品再吃飯已成為一

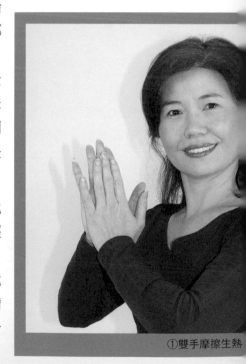

①雙手摩擦生熱

64

種新時尚，這是腦部已經生病了，如果不解開，久了自己會感到胸悶，悶了就會吃安眠藥才能入睡，因為睡不著腦又生病了成為失眠人。

宣印學派馬上教導你健腦操，每天都可以做，腦筋就變得非常清楚也越明白。記得！頭部有兩個穴位是儲蓄腦壓的秘密基地，一定要用經絡拳來振盪。

首先雙手摩擦生熱①，越熱就越有能量，然後眼睛閉起來，雙手直接拍打振盪太陽穴，這是補腦②，然後眼睛打開，也拍打振盪我們眉心的印堂穴，這是抒解腦部壓力③，這兩個地方各四分鐘就好了，就會越來越聰明，自己也就瞭解原來身體生存的歸宿，就是這打八分鐘的健腦操。打健腦操後你會體驗到，經絡會微微的出汗，身體燥熱就消失了而且輕鬆暢快，也就是疏通了經絡，虛火就消失。

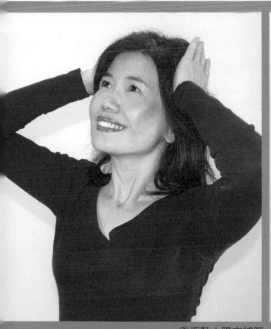

②振動太陽穴補腦

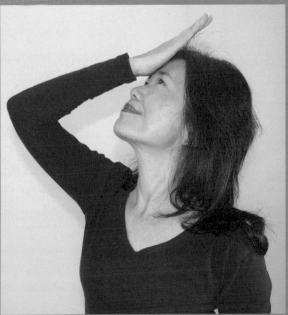

③拍動印堂紓解腦壓

第13講　快樂細胞的笑打學

宣印學派要告訴你，全世界最不愛笑的人就是快死的人。

笑打學是教你如何開懷大笑的打經絡拳，

微笑張嘴巴時冷空氣會從口進入，頭部溫度就會下降，

就可負載更多的壓力和工作量，人的心情也越來越開心。

　　當你讀到或翻到這一講時，你就必須對自己大笑一下，表示你對這篇很有興趣，但也代表你是不快樂的人，因為真正快樂的人，是不會去書店買快樂的書，也不會研究如何快樂，因為最後也找不到快樂的。

　　笑打學是教你如何開懷大笑的打經絡拳，這個是很明顯的標誌，因為我們在大笑過程中，人體九百多個肌肉裡，就會牽動總共250塊肌肉以上，產生振動也大過於所有運動，產生所有肌肉的收縮，加速新陳代謝的旺盛，尤其是嘴角上揚時，會刺激大腦神經的傳導速度，未來會讓自己越來越幽默、越來越輕鬆，且分泌提高免疫力的力量，即使是假笑也是有效果的。

　　用笑活化全身細胞，請你拿這本書再到鏡子面前，面對自己笑一笑、打一打，嬰兒每天笑的平均值有500次之多，而你呢？所以記得內心只要培養出快樂的細胞，不管身體有任何疾病都會挺過來的，一個微笑的表情是很難嗎？當然難！

　　因為你沒有很好的課程老師去導引你，沒有很好的方法去教導你，沒有延續你生命的情感是在微笑的狀況之下，身心靈這樣怎麼會好呢？沒有

錯，怎麼啟動客觀的情緒來帶動主觀的，這是一種課程學習。

　　一個人心情好時所散發出來的腦啡，會讓細胞越來越快樂，大腦的溫度會下降人就會健康，這是全世界公認的，因為微笑張嘴巴時冷空氣會從口進入，頭部溫度就會下降，就可負載更多的壓力和工作量，人的心情也越來越開心。

　　在這微笑的過程中，人的五官熱氣會打開，五官就會運動而傳導速度也越來越快，所以微笑可阻擋幾千種的有害物質對身體的影響之外，還可以戰勝自己很多惡劣的情緒和失敗的人格，都可以調整到清醒的意識。

　　宣印學派要告訴你，全世界最不愛笑的人就是快死的人，長期情緒的壓抑，沒有方法與人互動，以為金錢就是人生的最高境界，這難道就是人生最高的努力目標嗎？

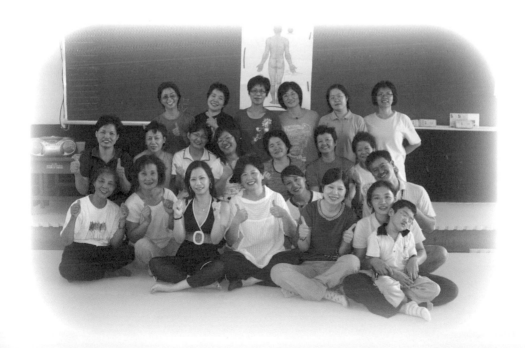

　　一個人要培養出不死的快樂細胞，要知道秘訣在哪裡，秘訣就是要打中經絡的「甜蜜點」，就像打棒球揮出全壘打一樣叫做甜蜜點，很多的問題有不同的角度與立場，去解決問題就融化掉了，打經絡拳也是告訴各位用不同的角度與力道也可把問題消除，即使花拳繡腿也沒關係，只要開心好好的學習就可以了，為什麼呢？因為經絡有很多生命的聯絡管道，可以讓我們心情越來越快樂、越來越好。

　　現在很多年輕人越來越不快樂了，中年人比較知道人生就比較懂得快樂，代表現今年輕人越來越老，越來越不懂得如何開心過生活，他們真的需要學習，如果我們今天學會哈哈大笑的打經絡拳，這就是靈丹妙藥，它可以加速心跳，促進新陳代謝，供應大腦的血液量及氧氣越來越多，而效能及成功率就會越來越大，心情及能力越來越好時，它就能夠幫助自己。

　　最後告訴各位「笑打學」最好的方法就是模仿動物的表情，不管是什麼動物都好，想像可愛的模樣去打經絡拳時，你會發現，且會告訴全世界自己就是最健康、最快樂的Tapping人。

第14講　你努力在抗癌還是致癌？

當你不注意到身體各個地方的疼痛、痠痛時，就會慢慢的發炎，

就是因為太自我了，或是不太瞭解身體上的感受所導致的。

如果要談抗癌，千萬不要找貼上抗癌兩個字的食品或藥品，

尤其醫療還不斷的宣傳。

抗癌失不失敗跟東西本身無關，

是取決於你對癌症的立場與看法，宣印學派更認為癌症是有價值的，

癌細胞是可以讓我們知道如何過生活，

如何跟身體相處的最好與最棒課程。

　　宣印學派認為，癌症是不可以根治的，且沒必要這樣做，希望各位聽到這句話不要太難過，你要很高興才對，如果我們要去根治它，會付出太大代價，生活品質會因為癌症而失去一切，宣印學派的立場是我們如何駕馭癌症，跟癌症一起安穩的過完一生，我們就取得重大勝利。

　　在免疫學裡，有「先天免疫」、「後天免疫」兩種類型。先天免疫系統是我們對抗入侵病原體的第一道防線，巨噬細胞、自然殺手細胞（Natural killer cell, NK）先天免疫是只要有外來物入侵我們皮膚的裡層，就把入侵者除掉，而後天的免疫系統包括淋巴細胞B和T細胞，是透過身體的調節過程中，會增加某些元素來做疾病防禦與改善。

　　不管是什麼免疫系統，絕不是為抗癌而存在，它不是相等號，給你

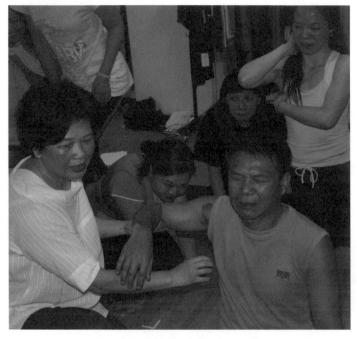

副會長林慧子老師與真愛瑜珈班分享運用經絡拳的方法

一個重要的觀念，現在很多人本身的慢性病，不管檢驗數據有多高，結論是他的身體處在一個看不到的發炎狀態，就是你現在罹患這個癌症主要原因。很多人對「發炎」這兩個字不太明白，就像平常不自覺某地方痠痛，就是發炎狀態，這就是說明你先天免疫系統已經受到入侵了，但是你之前不打，現在打了經絡才明白會痠痛。

這個發炎狀態在未來，如果不注意就變成腫瘤，腫瘤是一個非法組織，它集合了各種突變系統，且只吸收營養，我們的細胞會參與身體的運轉，包含代謝、排除毒素，但癌症不會配合身體組織運作，只會為自己，牟取私利，所以當你不注意到身體各個地方的疼痛、痠痛時，就會慢慢的發炎，就是因為太自我了，或是不太瞭解身體上的感受所導致的。

很多人的免疫系統一旦出了問題之後，就會誤以為吃什麼東西可以抗癌，比方說吃地瓜可抗癌，但每個食物都有農藥的風險在裡頭，當然地瓜葉是沒有噴灑，但種地瓜沒有農藥的噴灑是不會好好生長的，很多農夫是不吃地瓜的，因為種地瓜時在萌芽期間，需把土壤撥開噴灑農藥然後再覆

蓋，不只是地瓜，很多食物也是這樣栽種的，今天不噴農藥，菜蟲不會吃嗎？不噴農藥果菜的存活率只有兩成，那它的總量可能供應給全台灣的人吃嗎？各位自己想一想。

因此，如果要談抗癌，千萬不要找貼上抗癌兩個字的食品或藥品，尤其醫療還不斷的宣傳。這幾年的媒體，有各種不同的廣告在說抗癌，所以當你看了這本書以後，請你要覺醒一下，幾億年來我們的防禦系統，本身對付外來的疾病，跟動物、天敵、大自然做一個進化和演練，體內的酶與蛋白質已經越來越強了，如果我們用一些謬論，吃什麼東西會好，有可能吃下去的農藥大於它的營養素，吃久了你就會明白，剛開始好像是不錯，但之後就越來越差，到最後火上加油，身體會越來越容易發炎。

所以當我們敲打你的身體時，就知道你有沒有發炎了，而你在痛的發炎情況之下，千萬要知道我們不是幫你剷除癌細胞，是讓你消炎之後，能夠讓癌細胞不要擴散，不會蔓延全身，讓你的生存機率越來越高。

抗癌失不失敗跟東西本身無關，是取決於你對癌症的立場與看法，宣印學派更認為癌症是有價值的，癌細胞是可以讓我們知道如何過生活，如何跟身體相處的最好與最棒課程。

今天不管身上有多少癌細胞在身體裡運作，千萬不要用藥物的方式去對付，如用藥物身體會越來越差，那如何面對「癌細胞」課程。

請拿起你的手，用一瓦到三瓦的方式輕輕的敲打，哪一條經絡疼痛，慢慢的跟經絡溝通，讓經絡慢慢的疏通放鬆，你的癌症即使發生了也不用擔心，讓身體是綠燈狀態，而不會處在紅燈的癌細胞蔓延狀態。

第15講　「快打」是上帝牌抗癌劑

癌症療法裡有動手術的、化療、放射性療法、提升NK免疫系統療法等，

但有些費用很高，宣印學派提供一個價格輕鬆，幾乎不用費用，

且可能很有效的一個方法，就叫「上帝牌抗癌劑」，

是一個快打療法，快人、快語、快打、快樂，

簡單說叫「快打療法」。

當一個人講話、動作、想法很快，記得這種人是沒有癌症，

這種人不但有效率而且很容易成功，心情也很容易快樂。

癌細胞的成長時間是非常緩慢的，一個腫瘤要長到0.1公分大概需一年時間，且看起來不明顯，10年之後才1公分而已，才可察覺，但在這過程裡，癌細胞是不知不覺的不斷分裂，癌症患者最終確診需要依靠病理組織學的診斷，也就是說需要在顯微鏡下查到癌細胞，才算法官做了「終審判決」，但檢查到癌細胞，對未來不見得可以快速治好。

告訴各位，癌細胞慢慢擴散會轉移到骨盆腔入侵到血管，入侵到淋巴，入侵到體內的器官，然後一直到腦部，最後衰竭就會死，那麼重點是，怎樣可以讓它中斷、打斷它的成長呢？「癌症」為何在人類生命過程當中，對健康是第一殺手？主要原因是你「太慢」了。

癌症療法裡有動手術的、化療、放射性療法、提升NK免疫系統療法等，但有些費用很高，宣印學派提供一個價格輕鬆，幾乎不用費用，且可

能很有效的一個方法，就叫「上帝牌抗癌劑」，是一個快打療法，快人、快語、快打、快樂，簡單說叫「快打療法」。

當一個人的腦部一旦成熟後就會慢慢的衰老、衰退，那人的行動就會越來越「慢」，原因是神經細胞漸漸的走下坡，因為腦部沒有受到刺激就走下坡，神經就開始短路或萎縮，不會再連接，所以自癒力也就越來越差。

那麼人越來越「慢」，免疫力也就越來越差、越來越弱，然後也越來越不能動，所以人的腦一旦受損，講話就越來越慢，因此各位要瞭解，當一個人講話、動作、想法很快，記得這種人是沒有癌症，這種人不但有效

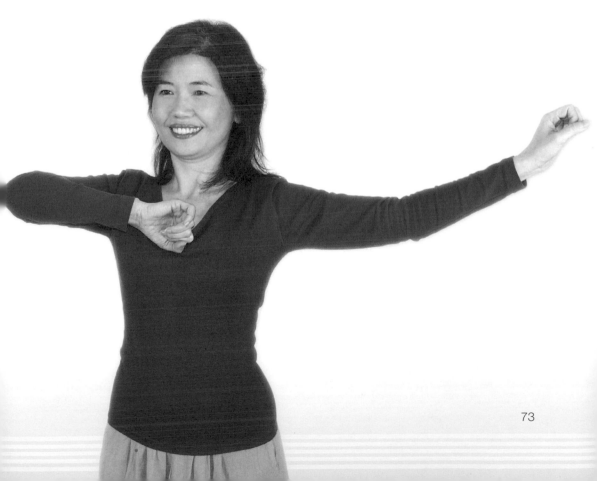

率而且很容易成功，心情也很容易快樂，甚至很容易把不愉快的事情拋在腦後。

我們也常建議，晚上睡不著的老人就練習「快打療法」，然後莫名其妙就好，腦筋想得很快，心情就變得很好，精神和運勢也跟著好，人的身體健康也越來越棒，主動讓自己越來越快、越來越好的方法就是「Tapping」。

我們家裡的小朋友是不是喜愛用搖桿打電動，他們正在做的是一個快打運動，正在做抗癌運動，所以「快」的人是不容易得癌，但「慢」的人才會容易得癌。除非是先天性例外，「快」有時候會是潦草，但潦草有時候身體通常是放鬆狀態，有沒有道理呢？

當人在「快打經絡」下，開始會讓五臟六腑產生一個活躍性，全身性的蛋白和酶開始結合，產生天然的防禦力，自然而然就會越來越好，所以「快打療法」是用一瓦到三瓦來振盪拍打，且快速律動的方式，比方說在胸線用一兩分鐘快速的拍打，開心的振盪每個地方，身體的抗體就會逐漸提升，而拍打脊椎督脈的氣，也是一樣用一瓦到三瓦快快樂樂的快打，人就會越活越開心，而且會得到意想不到的效果，就是運氣越來越好、成功率越來越高。

第16講 「憂鬱症」真的被打好了

當陽光照射頭頂的時候，腦啡肽會不斷的分泌，

此時，修打經絡拳會覺得心情變好，而且不須使用藥物控制。

請給經絡拳六十天，可以幫助你療癒憂鬱症，

每天在陽光底下Tapping半小時，

每週運動大約四次，絕對會發生一些美好的事情。

全世界憂鬱症最多的族群在北歐，有好幾百萬人罹患的是季節性憂鬱症，因為他們看不到陽光，夏天大約僅有三個月，其他時間都處於沒有陽光的情況之下。所以人們缺乏陽光，就容易抑鬱，缺乏陽光的人也容易變得陰沈。

憂鬱症患者容易自殺，每二十分鐘就有人自殺！患者容易想不開，經常愁眉苦臉，睡醒了還是沒有精神，並且也不容易入睡，食慾越來越差，體重越來越輕，這些都是憂鬱症的早期症狀。

當罹患憂鬱症之後，人就不容易做決定，反應越來越慢、越來越健忘，做事就容易猶豫不決。這些族群當身體狀況好的時候又會覺得沒有生病，而且到醫院檢查大多找不到問題。這些現象不是透過抗憂鬱症藥的方式可以達到療效，因為藥物的治療有一定的限度，藥物的消費已經超過兩、三百萬美金，這麼多人服用，都沒有改善，最多減輕症狀而已。

宣印學派提供一個簡單有效的方法，每天在陽光底下Tapping半小時，每週運動大約四次，絕對會發生一些美好的事情。當陽光照射頭頂的

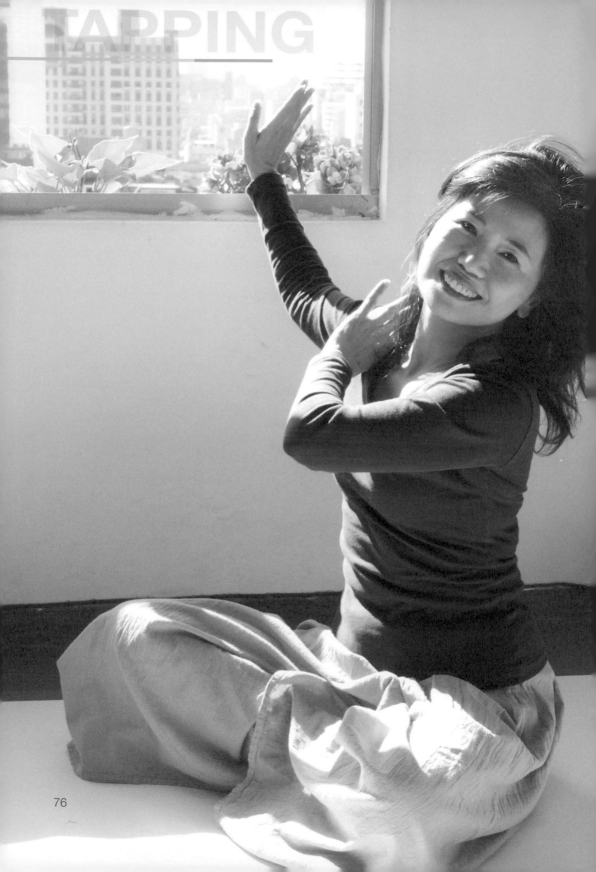

TAPPING

時候，腦啡肽會不斷的分泌，此時，修打經絡拳會覺得心情變好，而且不須使用藥物控制。

兩個月之後就會發現，比以前更好入睡，而且精神變好更容易產生活力。如果生活的環境不允許，就開個大燈，環境熱一點，在有光的地方振動，會發現身體越來越強壯，越來越活潑。

在這裡要告訴讀者，我們的身體照射到陽光之後大腦會產生腦啡肽，這是對人體非常重要的，沒有陽光是無法改善我們的憂鬱。

因此必須告訴大家要走出戶外Tapping，更重要的秘訣在於Tapping的同時，必須說出心裡的話，邊打邊說，不敢說的要說，勇敢的說，要先承認自己是憂鬱的人，只要平常任何事都不愛講、不敢講，就是有憂鬱症了，承認之後才有救。

許多人不愛講話、不愛上班、什麼事都不想做，頭腦的記憶體就會越來越弱，循環就越來越差，怎麼辦？Tapping真的可以刺激腦部，效果很好。

在戶外的陽光下Tapping之後，必須要坐下來，靜坐一下，讓自己的腦波慢慢的平靜、釋放，要感受到身邊花草的香味，香味將讓腦部重新修復完整，回憶美好的事物，就會改善我們的健康狀態，如果大自然沒有花草的香味，我們自己製造，可以買一些有香味的花朵，也可以準備一瓶接近大自然味道的香精，都可以讓我們喚醒美好的感覺，修復腦部。經過這樣的練習，腦部神經傳導重新連結，不用藥物就可以治好憂鬱症。

請給經絡拳六十天，說不定可以幫助你真正治好憂鬱症。

第 17 講　一歲到百歲的經絡週期

人進入八十歲之後，身體健康的人，就已經越來越少了，

過去古書《黃帝內經》說：

五十歲開始傷肝、六十歲傷心、七十歲傷脾、八十歲傷肺、九十歲傷腎、一百歲五臟六腑氣血皆弱，形體雖然是在，精氣神卻不在，人就很容易走了。

但是現代人根本沒有活的這麼久、這麼健康，已經提早二十年生病衰老了，為什麼說打經絡拳可以多活二十年，這就是原因。

《黃帝內經》裡將五臟六腑中氣血的盛與衰，做觀察之後找到一個標準，叫做生命週期，簡單的說，可以把人透過走路的型態，動作快慢、敏捷度，可以分析出臟腑的盛衰狀態。人體經絡所儲放的精氣神，不同的階段有不同的現象，一般來說，從中國自古思想「五行」，亦即萬物由木、火、土、金、水形成，尤在《靈樞・陰陽二十五人》中，舉凡人類秉賦特點及醫學中有關解剖、生理、病理、診斷、治療、預防，皆可應用五行學說歸類，提綱挈領地整理。

《內經》所說的五臟，實際上是指以肝、心、脾、肺、腎為核心的五大系統。以心為例：心居胸中，主神明，主血脈，心合小腸，生血，其華在面，藏脈，開竅於舌，在志為喜。因此可以每一臟都是一大系統，五大系統通過經絡氣血聯繫在一起，構成一個統一體。這五大系統又按五行相生與相剋的規律相互協調，各系統按其固有的規律從事各種生命活動。

五臟配屬五行，肝、心、脾、肺、腎，合木、火、土、金、水。人體

五臟肝、心、脾、肺、腎，逐漸慢慢的衰弱，這就是五行相生的順序，這是對衰弱非常有趣的一種介紹，告訴我們人與大自然事實上是有著一種相同週期規律。過去是以十年做為一個單位，每十年有一些變化。例如從一歲起，從爬而會坐，接著還會跑；而年紀大了之後，從快走到喜歡坐，最後就喜歡睡，接著就死了。這整個從「小跑」到「好坐」、到「好臥」的過程都可以介紹給大家，但是與《黃帝內經》有所不同。

一個人到十歲之後，大部分五臟六腑的氣血已經穩定，脈象表現出孩子很愛跑、喜歡動，小腸比較容易形成障礙、痙攣，腸子容易痙攣，所以腸胃功能比較弱，必須重視其代謝功能，所以人在十歲的時候，就應該要學會打對「小腸經」，是會對消化吸收有幫助的。

人到了二十歲之後，氣血旺盛、肌肉結實，這時候的人喜歡快走，走路起來有輕鬆感，這是很正常的，但是這時的胃比較弱，可以常常打對「胃經」。這時期的我們血氣方剛，通常不會很注重吃的方面，所以胃容易產生病變，而有胃痛等等，這都是要注意的。過去大家可以理解的，人到了五十歲開始漸漸的老化，但是宣印學派發現到，人到二十歲以後就開始了，隨著胃的虛弱而開始變老了。像時下的年輕人喜歡坐不喜歡動，衰老很容易就開始了。

本世紀的人到了三十歲，氣血結合五臟很健康，人體是肝、心、脾、肺、腎五大系統的協調統一體。但是很多人的肝臟已經開始走下坡，經常性的熬夜、大吃大喝，所以肝臟會越來越差，雖然才三十歲，其實功能已經變差，持續下去人就喜歡坐，不喜歡動，就應該要學會打對「膽經」，是會對情緒與精神管理有幫助的。

多數人到了四十歲，不僅不喜歡坐著，而且坐的姿勢也越來越差，身體垮下來了，整個人的皮膚、氣血好像過了高峰，開始往下彎了，五臟六腑越來越弱了，臉開始沒有光澤，皮膚越來越差，頭髮也變白了，腦神

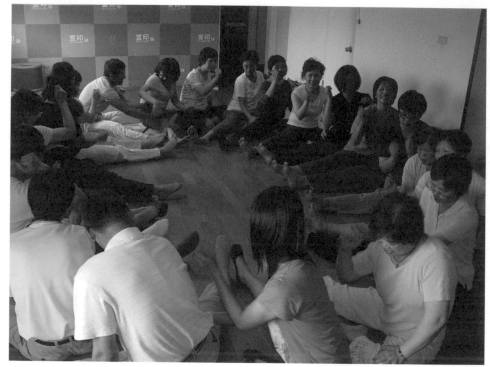

身心喜悅協會的志工達人班總是歡笑不斷

經也越來越弱，開始容易睡不著、睡不好，也就是「心經」需要Tapping了。

　　人到了五十歲之後，吃東西越來越不容易吸收，我們開始很注重營養，但是脾臟因為吸收能力變差，使腸的蠕動能力變差，很多的營養反而變成代謝的問題，很多人在重視營養的時候，請記得一定要學會打對「脾經」，會對「增加體力」的管理有幫助的。否則肝、脾、胃、腸的吸收能力變差了會直接影響到很多方面的健康，年輕人看起來像年紀大的歐巴桑了。

　　人到了六十歲之後，呼吸能力開始下降，經常很多人到了六十歲變得

不愛動，常常覺得很累，很容易呼吸開始不順暢，動不動就咳嗽很久，醫也醫不好，一兩個月都還在咳，所以人在六十歲的時候，就應該要學會打對「肺經」，是會對呼吸系統有幫助的。

人到了七十歲之後，腎臟開始沒有了力量，常常覺得不能吃！不能走！不能爬！人就越來越衰退，七十歲開始正式帶病生活，所以人在近七十歲的時候，就應該要學會打對「腎經」，是會對晚年的身體健康力與活力有很大幫助的。

人進入八十歲之後，身體健康的人，就已經越來越少了，過去古書說：五十歲開始傷「肝」、六十歲傷「心」、七十歲傷「脾」、八十歲傷「肺」、九十歲傷「腎」、一百歲五臟六腑氣血皆弱，形體雖然是在，精氣神卻不在，人就很容易病死了。

但是現代人根本沒有活的這麼久、這麼健康，已經提早二十年生病衰老了，為什麼說打經絡拳可以多活二十年，這就是原因。

打了經絡拳之後，身體延遲老化，七十歲肝臟才開始「肝經」不通，內經原本說五十歲，八十歲「心經」不通，九十歲才「脾經」不通，一百歲是「肺經」不通，一百一十歲「腎經」不通，一百二十歲「五臟」經脈才氣弱不通，所謂打經絡拳「打到自然死」。

第18講　二十一天「換打」療癒法

宣印學派花了二十年的研究，

發現人們物質很豐富，精神卻越來越匱乏，

因此換打療癒法的誕生就是讓「精神匱乏」的族群，

能夠讓煩惱變成快樂，甚至可以忘掉煩惱，

因此必須擴大兩個人身體的「接觸面積」，

然而「打經絡」是唯一的解救之道，

請早晚互相打對方丹田區與命門區一百二十下，

就可以活到一百二十歲。

　　現代醫師透過醫學院學了很多的技術、醫術，離開學校到了醫院，技術可能就投注在藥物的使用上，但是可能沒有學到用正確的態度與技巧，處理病人所陳述的這些病情，現代人百分之九十可能跟情緒、體力、睡眠、焦慮有關係。因此既然選擇了醫生這個職業，當上人類的醫師意味著選擇了「活到老學到老」，也選擇了忍受寂寞和心靈成長的必要性。

　　很多人花時間去找醫生，就想去跟醫師聊聊天，但是大多的白袍醫生沒有時間瞭解病患的問題，所以就會用技術性的藥物處理方式來面對病患，所以病人沒有機會療癒自己，所以宣印學派有鑑於此，研究一套可以改善人體這種失去平衡，改善百分之九十的族群的「換打療癒法」，很適合全家人、全公司的人，甚至各種不同族群的人，全人類都可以一起進行的一種活動。

　　在活動中幫助每一個人達到平衡，阻止疾病發生的療程。「二十一天的換打療癒法」就是你Tapping我、我Tapping你，兩人交換的接觸經絡、互相Tapping對方的經絡，並且擁抱對方的療癒方法。

　　宣印學派花了二十年的研究，發現人們物質很豐富，精神卻越來越匱乏，因此換打療癒法的誕生就是讓「精神匱乏」的族群，能夠讓煩惱變成快樂，甚至可以忘掉煩惱，因此必須擴大兩個人身體的「接觸面積」，然而「打經絡」是唯一的解救之道。

　　就好像擁抱我們的孩子一樣，擁抱的越久孩子越不容易生病，孩子與我們的互動就會越來越好，從小的擁抱可以讓孩子與父母保持良好的關係，夫妻之間也是一樣，關係能夠維持而且越來越好。

　　換打療程是一種可以傳遞情感的治療，甚至大過各種方式的治療作用，不是一個人可以單獨完成的，必須要互相互動才可以。就如同男女之間互相牽手之後，內在的情感就感覺到有被擁抱的感覺。

　　經絡是全身整體性的振動，自然而然可以讓身處冰冷狀況下的人，也會得到溫暖的感覺，即使在冰天雪地環境當中，也會融化成熱情溫暖的環境，每一個參與過經絡拳課程的學員都知道、經歷過這種感覺。

　　首先提供給大家兩個換打的方法，一個是打丹田區，一個是打命門區，很簡單的兩個方法。

　　丹田區在肚臍下大約10CM的範圍，這是一個培元顧本的核心、人類養生文化的磁場區，是精氣神的來源之一。

　　命門區是在肚臍相對背部的位置上，是生命的大門，主管氣場的開合，是人體能量從先天轉化後天的樞紐，命門區內含著人天相應和運化的奧秘。

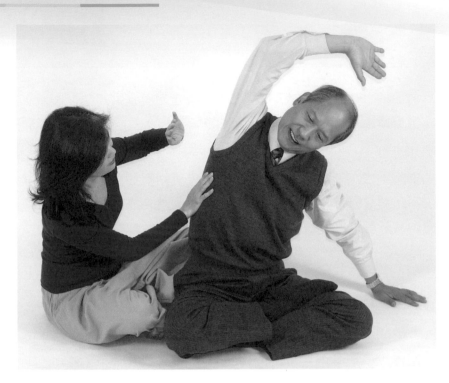

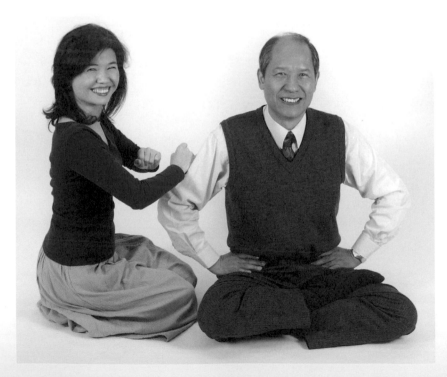

　　如果你是一個靜坐者、修道者、修禪者或是基督徒、閉關靈修的人，都必須要懂得氣場來源。

　　早晚互相打對方丹田區與命門區一百二十下，就可以活到一百二十歲，因為丹田、命門越發熱、越溫暖的時候，人的生命也越溫暖，生命也越長，一百二十下就是人類的天數之年，在正常的壽限死亡之後，人是最溫暖的，四肢是溫暖離開的，是最棒離開人世的狀態。

　　人與人之間越來越少接觸了，尤其是結了婚的夫妻，身體越來越有距離之後，情感就越來越弱、越來越差，希望Tapping的換打療癒法，能夠帶給夫妻之間回到之前戀愛的感覺，能夠改變對方的情緒，帶給對方快樂，同時也可以跟孩子、家人互動，互相感動，而且可以釋放彼此的悲傷。

　　宣印學派在此提出一個大膽的要求，如果你是一位醫師，請落實與患者進行換打療程，互相打一打，打完之後就治癒了百分之九十的病，互打的過程能夠互相溝通。當一個醫師是要學習「獨孤求敗」，為金庸小說中當代武功最絕頂高手之列。常練到「有打到無打」，就能體悟「無招勝有招」，不是一定要用藥物，這種打一打「二十一天的換打療癒法」的過程，就能夠療癒我們的身心靈。

　　不信嗎？請跟你有代溝或價值觀不同的人試試，代溝是個很可怕的東西，普遍存在於人與人之間，常聽說：我跟你有代溝！我和老公有代溝怎麼辦？我跟我媽、我爸有代溝怎麼辦？父母和子女之有代溝怎麼辦？體驗「換打療癒」看看，就會知道打經絡拳很棒。

第19講　經絡只能「調」不能「治」

中醫說進補，西醫稱為補充營養，說詞不同，意義卻是相同。

所以疏通經絡的調養就變得很重要，調不是「補」，越補「積」越多，

「積」越多經絡越阻塞，就越麻煩，

所以打經絡拳不是要補什麼，而是要懂得瞭解振動經絡的過程，

就是要化掉「積」在經絡的部位。

　　人的生命本身是精氣神，尤其重點在於「氣」，而氣就在經絡，談氣卻不懂經絡就很可惜。人有氣才能活，有氣就能精神抖擻，就能喜氣洋洋、神氣十足，不論生氣或是喜氣，都是在形容一個人的氣場，而氣運行的通道就叫經絡。

　　經絡本身並不是用來治療，越治會越差，如何調氣、調整經絡的管道，才是重要關鍵，氣要在經絡裡運行，必須有充足的水分、彈性，而氣最重要就是不能積、淤積，一旦淤積氣就沒了，也因此「積」為百病之源。

　　現代人不良的生活習慣，最主要是營養過剩問題，很多人為了營養，每天談吃什麼如何如何，但是卻已經營養過剩，再補充也不見得讓體力增加或是抗體增加，這是兩碼子事。今日的許多食物，實際不是在吃營養，而是在吃毒，在傷害身體。

　　所以常說：吃中藥是在進補，吃西藥是在吃毒藥，中醫治病是在扶

正，西醫治病是在祛邪，生病的身體已經夠虛，再吃毒藥傷身體，實際是五臟六腑皆傷，病未治好，反被毒藥傷得遍體鱗傷，甚至送命。

今人都是「積」的問題，很麻煩，如脂肪肝、腎結石、肥胖和營養過剩與禍根有關，對身體健康的危害尤其不可忽視。在營養學上，營養過剩其實是另一種營養不良症狀。

讓身體「氣積」、「血積」、「食物之積」、「痰積」，積在哪裡，積在經絡裡面，而「積」是越治療越沒有用的，要懂得疏通它，積的越嚴重，五臟六腑會受累，筋骨就會僵硬，最後會發現到，亞健康的人越來越多，小毛病很多，大毛病、老毛病一大堆，但是都醫不好。

所以疏通經絡的調養就變得很重要，調不是「補」，越補「積」越多，「積」越多經絡越阻塞，就越麻煩，所以打經絡拳不是要補什麼，而是要懂得瞭解振動經絡的過程，就是要化掉「積」在經絡的部位，尤其要懂得「移位」，移位的過程就是在疏通。

從內側的手三陰開始，打到外側的手三陽，再打到背部、臀部、腿部外側，一路向下打，再從小腿內側，打到大腿內側，到腹部、胸腔，這種方式就叫做「調」。

久病之人，元氣大傷，病雖痊癒，為使元氣迅速恢復，都須進打經絡調養病情而不是治病，乃為預防疾病再患之所必須。打經絡就是有打有通，不打不通，就是要讓經絡通氣，是幾千年來中醫最大的秘密，就在今天公諸於世。

第20講 你必須Tapping陌生人

我們不斷的去Tapping陌生人的時候會產生一種奇妙的化學反應，

當你去拍拍陌生人的時候，陌生人會給你非常好的正性訊號，

Tapping，簡單講，是一群陌生人會去號召一群陌生人，

以後大家一起當志工，一起遊走在窮鄉僻壤的過程裡，

今天你不學習，以後另一個陌生人就會來Tapping你，

請不要違背「大愛」的天命，Tapping注定要為你服務，這是全人類的福利。

　　人生是你把時間花在哪裡的統計圖，如果你花很多時間在不同的陌生人裡面，得到更多人對你的肯定與認同，然而時間花在哪裡，你的健康、財富、成就就在哪裡！當然，所花的時間不該是渾渾噩噩地度過，還得要用心鑽研自己想投入的健康之中才行！

　　宣印學派設立一個志工培訓的課程已經十多年了，我們努力的觀察志工們每一次義診關懷時，他們在振動所有陌生人經絡的過程裡面，發現到很多的奇蹟會發生。

　　志工們每天把時間花在哪裡，志工的價值就會在哪裡，我們不斷的去Tapping陌生人的時候會產生一種奇妙的化學反應，而這種化學反應會帶給一個人更加的有人性，而且還接近了神性，這個結論讓我們非常的高興，因為發現每一志工人動作輕盈飄忽如同神仙的漂亮身形，岸然道貌的神態自若比過去更懂得什麼是「愛」。

我們做一個測試，兩個陌生人互動，課程裡兩個人互相的Tapping、配對的振動，會發現到，很快速的兩個陌生人會彼此增加信任度，自然而然對經絡拳的信任度也會增加，所以久而久之，為什麼Tapping的課程，不僅課程會越來越多人學習，而今天你不學習，以後另一個陌生人就會來Tapping你，請不要違背「大愛」的天命，Tapping注定要為你服務，這是全人類的福利。

Tapping過的人，內在賀爾蒙會激增，所以人會有熱情、信任度、感情，自然而然會讓自己重新定位，重新獲得力量向內探索、認識「我是誰」，進而去創造個人生命的自由。

Tapping，簡單講，是一群陌生人會去號召一群陌生人，以後大家一起當志工，一起遊走在窮鄉僻壤的過程裡，打一個救一個，打一個互動一個，每個人活在當下享受那個片刻，這讓很多人一開始學習就是好幾年都

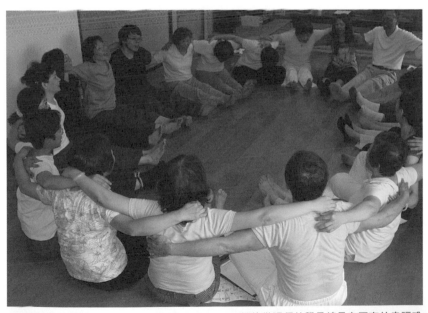

經絡拳課程的學員總是有回家的幸福感

不會變。

每一個人雙手的互動，動到有如千手千眼觀世音，讓自己越來越開心，也把自己內心解惑了，也開始微笑了，用Tapping法拳度有緣人。大家共享喜悅，隨時隨地可以付出、救人，所以Tapping讓每一個人抱著使命感，讓每一個人有了身心喜悅的信念，為什麼？

因為每一個人可以透過不同的形式，培養自己的靈感、靈性與智慧，而且每一個人在透過不同的個體、陌生人都像接觸不同的大自然一樣，會感動的，身心靈慢慢的接受這樣的互動，就是在做平衡的訓練。與其說Tapping在幫忙別人，不如說在幫忙自己，不如說在創造一個美好的、美妙的氣氛，這稱之為殊勝的氣氛。

所謂一個懂得愛自己的人，就是懂得接受現在的你，凡是參加Tapping的人，就會懂得去傾聽陌生人，自動開啟自己的另外一扇門，也自動開啟對方一扇門，自動讓世界的櫥窗更接近你。

當你去拍拍陌生人的時候，陌生人會給你非常好的正性訊號，而這個就是很多人已經喪失了太多，人與人之間最原始的互動，沒有錯，人類太久太久沒有去開發這個最原始的本能，現在宣印學派正在為陌生人做些事，幫志工們深入民間，瞭解民間的疾苦，去救助民間的疾苦，去發揮每一個人內在的愛心的力量，拉近人與人之間、社區與社區之間的距離，在服務中讓學生、老師感動你的付出，所以你會變得開朗，有開朗就會有解脫，因此太棒了、太好了。

不僅讓你脫胎換骨，也讓整個世界脫胎換骨，你如何去對待你自己，別人就怎麼對待你。希望你不要錯失這珍貴的機緣，讓我們共同切磋，同沐「經絡拳」。

最後宣印問所有的讀者一句話，想不想當志工？

第21講 打＋愛＝全球上億人的不吃藥組織

只要你投資了「打＋愛」的生命科學法，

推積了一輩子健康的養分，絕對會幫助你創造你人生的另一個春天。

WWW＋打＋org＝全球上億人不吃藥組織（Web 4.0）

打從搜尋到與外的連結，會無所不在，

Tapping以後會看得到，將幫助上億人ㄇDIY，

不吃藥就可以獲得身心喜悅。

哇！打，真有效。

　　全世界的網路非常的熱絡，而且持續的熱絡，網路的事業開始取代一般的事業，網路的概念也慢慢的侵略到每一個人的生活，甚至影響到未來所有人的生命與健康。

　　台灣人平均上網的時數是十五個小時，是全球之冠，而全球大約有十五億人在上網，回想一下WEB1.0時代的大公司，例如YAHOO、GOOGLE，以及現在非常走紅的WEB2.0的代表公司，例如無名小站、YOUTUBE，會發現到這幾年WEB1.0的公司開始併購WEB2.0，而且已經整合完畢，即將要發動、發展WEB3.0。

　　響應台灣有一位網路級的教父，詹宏志先生說的話，新一代WEB 3.0正在悄悄的醞釀中，可能發生的是搜尋力量的強化，以及型態的改變。告訴各位WEB 4.0也要誕生了，我們的經濟產業將回歸到人文產業，沿著產業路徑回歸到養生文化的家園，現在所有的產業都是為了商業炒作，為了讓業者荷包更有錢，而不是透過網路為每一個人的發展更好，因此回歸到人文教育的核心價值，以「打＋愛＝全球上億人的不吃藥組織」的人文薰陶教育，是人文素養核心價值與才能與國際接軌。

　　如何能夠發展到WEB 4.0，人類才能從事業發展到人業，只有發展到人業，人類才會幸福、和諧、美滿，否則又是一場經濟的戰爭。

　　宣印學派佈局WEB 4.0，「打」等於全球上億人不吃藥的組織，已經將近二十年，未來還有十年的路要走，所有未來的結構，或者是人心演化的發展會有好幾種方式，比方WEB2.0乘以WEB2.0，或者是WEB1.0乘以WEB 4.0，或者是WEB1.0加上WEB3.0，各種不同的方法，重點在於WEB 4.0是人與神平起平坐的時代。

　　打從搜尋到與外的連結，會無所不在，Tapping以後會看得到，將幫助上億人口DIY，不吃藥就可以獲得身心喜悅。

　　談到健康，全世界沒有任何的東西、物質比你的健康、保命更重要，沒有了生命、沒有了「壹」，就沒有了一切，這都是老生常談，但是如果我們為了賺錢泡在網路裡面，讓生命越來越差，在電腦裡忽略了自己，迷失了自己。

　　宣印學派提醒所有的企業家、教育家、科學家們，投資有兩個方向，一是再生能源，另外一個就是尚未形成的市場機會「Tapping」，只要你投資了「打＋愛」的生命科學法，推積了一輩子健康的養分，絕對會幫助你創造你人生的另一個春天。

如果你是一個舊時代的人，如果一直堅持吃藥治病，這樣的道理一定會越來越行不通，不僅會造成基因不斷的突變，生病不斷的再發生，而且藥物越來越不能確保問題的改善，最重要的部分是你如何去打開這個頻道，請你先來學習「打＋愛」，你就有辦法接觸到 WEB 4.0。

很期待這一天的到來，而這一天指日可待，宣印學派已準備好了繩索，等著所有渴望健康喜悅的人來抓住這根繩索。抓住繩索，可以把全世界的網站綑綁在一起，打成一片、打成一體。

十多年前，宣印觀察猩猩為什麼「Tapping」胸腔，為什麼猿猴很靈活的拍打胸腔，我一直問，牠是在為自己打氣，還是在嚇唬對手？後來我終於領悟了，哇！打，真有效。牠們的鼻中膈比較短，呼吸比較急促，造成了呼吸道的障礙，有胸悶的問題，只有透過打，才能覺得舒服多了，需要吼一吼、叫一叫，吶喊出來。

哇！打！真有效（國語）。 へえ！打！効果のなリアル（日語）。Wow！Flap！Vraiment efficace （法語）。Wow！Spielen！Wirklich wirksam （德語）。

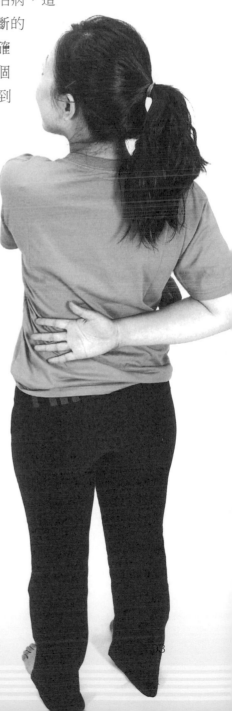

第22講 開心軟體&經絡程式

開心軟體等於經絡程式加上開心打拳，再加上喜悅服務。

「打」這個程式設計師，很大的特色，

身體一開始發生一些不舒服的現象，不要馬上吃消炎藥，

因為太多人長期的腰痛、背痛，先吃了消炎藥，

再尋求各種管道，都會讓簡單的腰痠背痛問題越來越複雜。

這裡順便一提的是，經絡體是一個充滿智慧的機體，

發生在四肢上的疼痛，通常是用來通知大腦人體生病的訊號。

　　我們一直在研究打經絡拳如何用在身心靈三層學問，讓身體、心理趨向健康、喜悅、長壽，如果這個時代裡面，我們在各種應用中達不到快樂、心情的放鬆、身體的柔暢，那我相信大概不能解決現代人的需求。所以宣印學派就研發一種開心軟體，新的應用時代，就是要幫助每一個人，在這個年代，獲得真正的需求。

　　當然程式不等於軟體，也就是如果你懂得經絡、技巧，不見得等於一個非常好用的軟體，我們要達到開心軟體，對人體有幫助，首先要知道，開心軟體等於經絡程式加上開心打拳，再加上喜悅服務。這個年代要創造一個有效、很棒，而且經過不斷的磨練、考驗、推敲，證明他是有效，而且不錯的是越來越少，而且越來越難。

　　一個很好用的軟體一定要有它的價值，不論在我們情緒不好的情況下，或是身體緊繃的狀態，它都真的能夠來幫助你，因為當我們心情受到

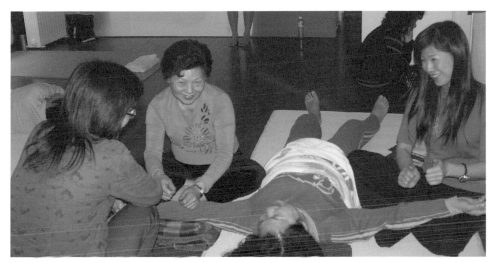

神奇義診活動讓新朋友找到自己的健康與快樂

阻力時，身體就會自然沈重，當然病也會加重，反過來心情就會更加的慌張，人就會越來越亂。

簡單介紹經絡程式，五臟六腑是中國人用了幾千年的一個名詞，就是指人體內的主要器官。「臟」是指實心有機構的臟器，有心、肝、脾、肺、腎五臟，「腑」是指空心的容器，有小腸、膽、胃、大腸、膀胱等分別和五個臟相對應的五個腑，另外將人體的胸腔和腹腔分為上焦、中焦、下焦為三焦，是第六個腑。人體的十一個臟器各有一條相對應的經絡，加上心包經，也就是心臟和心臟外層的保護膜之間，稱之為心包，其相應的經絡稱之為心包經。再加上人體軀幹前胸的任脈和後背的督脈，一共有十四條主要的經絡。

書裡談到的「打」字，事實上也就是人體上重要的工程師，如何透過「打」來幫助五臟六腑做一個推算，預估經絡的阻塞分佈，在運用上，發現經絡的系統，不論是上肢下肢、內側外側，每一條經絡連結到不同的四肢、臟腑，以及頭部，在生活上時時刻刻都會因為傳導的速度異常，而導

致於我們很容易產生不平衡、不快樂、不協調。

這裡順便一提的是，經絡體是一個充滿智慧的機體，發生在四肢上的疼痛，通常是用來通知大腦人體生病的訊號。尤其是在經絡感傳時如果氣不足，臟腑功能就會衰弱，久而久之五臟六腑、五官，甚至整個身體都容易發生發炎現象，自然而然就會產生疼痛、不開心。

「打」這個程式設計師，很大的特色，身體一開始發生一些不舒服的現象，不要馬上吃消炎藥，因為太多人長期的腰痛、背痛，先吃了消炎藥，再尋求各種管道，都會讓簡單的腰痠背痛問題越來越複雜。

比方說一開始是打針止痛，發現到沒有效，最後開始尋求不同的管道，可能又是太胖了，持續用減肥藥，造成脾胃功能又失調，體力又越來越差，可能會導致內分泌又失調，結果必須看很多不同的醫師，中醫也看西醫也看，一堆醫學名詞，每個醫師想法又不一樣的時候，過一陣子代謝失調之後，總是反反覆覆不太舒服，再去檢查可能發現有骨質疏鬆的問題，這些現象都是因為沒有找到很好的軟體。

只要在打的過程裡，用一個非常開心的方式，去接受身體的病痛、不舒服的現象，再利用經絡於四肢分佈的脈絡，試著為它做服務，用很喜悅的心情服務它，試試看，不用談到治療它，就用雙手開心喜悅的服務它，服務這些需要振動的經絡位置，就會找到身體潛在的價值。

不需要用太緊張的態度面對身體的不適，就能夠很容易的找到屬於自己的開心軟體。

第23講 打通經絡意識層

我們發現很多年紀很大的朋友手部的斑紋特別少，

而且手部特別漂亮，也就是讓手經常處在一些手部運動的人，

他們的腦筋就越來越靈光，而且越來越聰明。

我們要告訴大家，腿部運動的時代已經慢慢的消退了，

手部的運動時代已經來臨，

因為腿部的運動會比較強調的是體適能、體力的運動，

對於腦部的幫忙是有限的。

　　一個人要長壽，我們知道要超過一百歲以上，這是一件很難的工作，通常能夠接近九十歲以上的人，他的思想、腦意識通常比一般人來得清楚，為什麼呢？因為經絡的意識層比較暢通。

　　什麼叫做「經絡的意識層」，簡單譬喻，人的老化是從腿部足三陰、足三陽開始逐漸的衰退，四肢當中尤其是雙腿，如果越來越不動的時候，人的老化速度很快，所以很容易變得癡呆，但是我們的手部很特別，我們發現很多年紀很大的朋友手部的斑紋特別少，而且手部特別漂亮，也就是讓手經常處在一些手部運動的人，他們的腦筋就越來越靈光，而且越來越聰明。

　　記憶力越來越差，腦子越來越弱的情況下，通常他的身心是不能合一的，我們腦部的意識層，可以透過鍛鍊，可以讓經絡通道比較容易產生神經的傳導，生物電的傳導會讓我們的細胞更加的活性與活潑，而這樣的經絡傳導速度，本身就是在他的神經與內分泌作用上，是不是很容易比較快速的提升。

　　所以為什麼練氣功的時候，常常會「抱氣」往上推，或者是練氣功、運動的過程裡，手都會向左右、向前後，做運氣的動作，讓氣產生氣感流動，主要的部分就是在連結我們的腦神經經絡層，讓我們達到身心的安靜，沒有外在的干擾，能夠讓自己內在經絡的氣與腦部神經做連結、連貫。

　　同時我們發現到這樣的連貫，事實上效果是非常好的，而且對一個人的心情也有很大的幫忙，因此我們要告訴大家，腿部運動的時代已經慢慢的消退了，手部的運動時代已經來臨，因為腿部的運動會比較強調的是體適能、體力的運動，對於腦部的幫忙是有限的。

　　宣印學派花費數年的經驗累積發現，手部和腿部的經絡多數在骨間膜上，而五臟經絡和相應六腑經絡通常都在同一片骨間膜的兩面，所以這兩個臟腑之間的變化會形成一致的病理現象，所以手部振動腿部經絡，這方面對身體氣血能量上升的幫助，「拳打的運動」讓人體的自動診斷維修系統發揮作用，並消除經絡疼痛，而且經常動到腦部意識，人比較不會煩心。

　　很多人都沒有動到腦部，而容易煩心，而腦部最簡單的運動就是經絡拳的振動運動，《黃帝內經》講得很清楚，頭為諸陽之匯，四肢為諸陽之末，陽氣必須動起來，人有了氣才不會老化，因為陽氣不動，就很容易老化，因此頭部的運動，首先就是用手來運動是最棒的運動，而手腦一體的原因就是這樣。

　　我們越動五臟就能夠藏精不宣洩，心就會越來越放鬆，這就是為什麼很多人活到年紀越大，思想越來越清楚。特別要跟大家介紹「拳氣操」，每一天打拳氣操，手越靈活我們就不容易老化，尤其是手的神經與腦部神經是一體的，而且是從手部可以看出一個人腦神經的連結狀態。

　　經常練習拳氣操，因為手部有六條經脈循行，與全身各臟腑、組織、器官溝通，大約有99 個穴位，可以反映全身五臟六腑，也絕對會幫助各位腦意識開啟，對於以後的抗衰老與提升健康活力有很大很大的幫助。

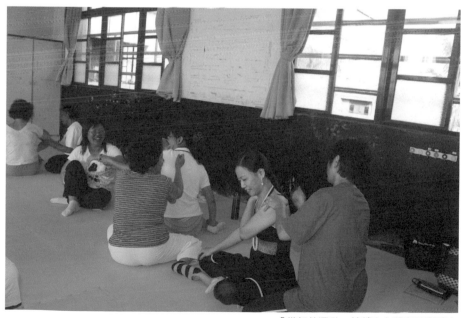

「拳打的運動」持續在台灣各地發酵中

第24講 打經絡比打經穴好用

在學習經絡與經穴學最常見的問題是，經絡與經穴真的存在嗎？存在。

經穴及經絡部位的電阻比周圍部位低，經穴的電位則較附近非穴位點高。

以上古典經絡理論，現在科學提供了客觀的實驗印證。

「打」能夠在短短的三分鐘裡面連結「經」，

把十二條經絡瞬間都振動到，

振動會產生擺動的頻率，這種振動會產生彼此之間的協調，

他需要全部的經絡一起動，這樣才能達到最好的效果。

中國從清朝到現在，兩百多年來，發現中國醫學一直在探討的都是經穴，經穴是讓人比較不容易生病、比較容易放鬆的一種保健學問，但是經絡呢？很多人不曉得，經絡事實上是讓人活得輕鬆愉快的一種高深學問，怎麼說？今天就透過這本書，讓各位讀者能夠清楚明白。

經穴及經絡部位的電阻比周圍部位低，經穴的電位則較附近非穴位點高。以上古典經絡理論，現在科學提供了客觀的實驗印證。什麼叫做經穴？經穴就是人身上比較敏感的部位，刺激後容易產生傳導，傳導的效應比較廣泛，而且比較強，但是點與點之間的連結部分，不見得在某個點的傳導到下一個點之間可以保持順暢，能夠到腦部、到中樞神經。所以整個

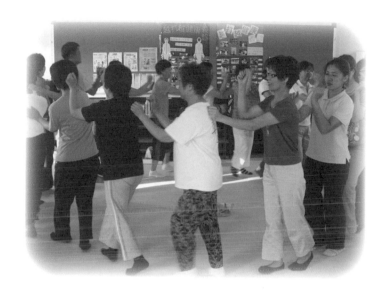

神經元的連結傳導，只是暫時的舒緩找們的症狀或是改善。

　　為什麼我們要認識經絡呢？因為掌握人體生殺大權的是經絡。認識經絡之前要先認識光纖，經絡與光纖是相對接近的比喻，因為我們知道光，不管光速，直線的光，只要透過光纖，就可以導引光線而可以曲折，所以不管一條光纖如何的彎曲，光從這個開關進入之後，彎曲的過程裡一定會從另外一邊出來，這就是為什麼現在網路越來越方便，就是用光纖做運行。

　　談經絡拳也是同樣道理，如果振動在經絡上，可以讓傳導速度，不管如何彎彎曲曲，也能夠傳導到末端，而且在振動的過程裡，即是到了末端一樣有很好效果，人體的經絡就是有光纖的特性，刺激A點，馬上會傳遞到神經中樞，再透過神經中樞傳遞到指定的另一個反應點B，腦部同時也有相對的點，所以在振動過程中，不僅是A點一個，另外B點、C點、D點……所有的點不斷的刺激撞擊，整個腦部的中樞神經會瞬間連結五臟六

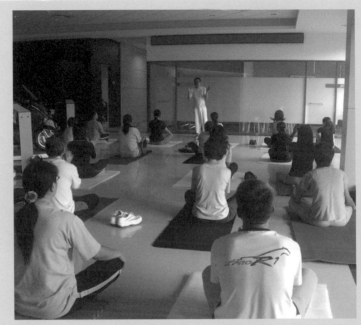

Richard老師與新竹三陽工業學員

腑，這樣的速度才可以把身體上整個脈絡、組織全部都產生傳導的效應。

　　這樣的傳導效應對人體來說，效果是非常好的。有很多人看不到、摸不到經絡，但是他可以感受到氣的現象，所以在氣的過程中奇蹟般的發現，怎麼能打腿部竟然改善頭部的疼痛，或者是振動手部經絡的時候，竟然改善腹腔的病痛，最主要的原因就是它傳導的速度，能不能廣泛的達到我們指定的位置。這樣的效應是很難在單純的穴位上達到，「點」的刺激大多只有影響點的四周，不是非常好的一種方法。

　　很多研究經絡的朋友，瞭解到經絡關係到的是整體系統，包含了神經、血管、淋巴，但是到了應用的時候，卻根本沒有應用到整體系統的概念，還是只應用在穴位上或是點上，太可惜了，其中，穴道推拿及穴道按摩，更是最受歡迎的項目之一，在中國已有多年的發展歷史。

　　既然已經知道與神經、血管、淋巴有這麼大的關連，「打」能夠在短短的三分鐘裡面連結「經」，把十二條經絡瞬間都振動到，點與點之間統一都會匯集到腦部中樞神經，身體的振盪波會產生互相的傳導，會相互調整，振動會產生擺動的頻率，這種振動會產生彼此之間的協調，它需要全部的經絡一起動，這樣才能達到最好的效果。

　　有點類似無線電波，不管在一樓、二樓、三樓、地下室，或是這一棟、那一棟，我們都可以收到訊息，不能只有「點」的傳導，變成只是短波，效果就不彰。

　　練習整體的共振波，就是要幫助所有的人趕快應用這種經絡的振動，讓中醫所說的氣或是脈絡能夠契合，讓每個人真正的感受到經絡拳的打，是真的非常科學的，活血為氣之母，打氣為血之帥，而且不僅對身體的病痛有幫助，還能夠補足氣血，讓每個臟器都吃得飽飽的保持開心、放鬆。

　　打讓身體保持適宜的溫度，最短時間供應所有五臟六腑的血液，身體能夠平衡時，相對的人就會很輕鬆，肌肉放鬆、脊椎柔暢，也不會緊張，自然而然就會很開心、很健康。或許醫學沒有辦法馬上解釋，但是我相信打過的人馬上會說：「嗯！真的很不錯。」

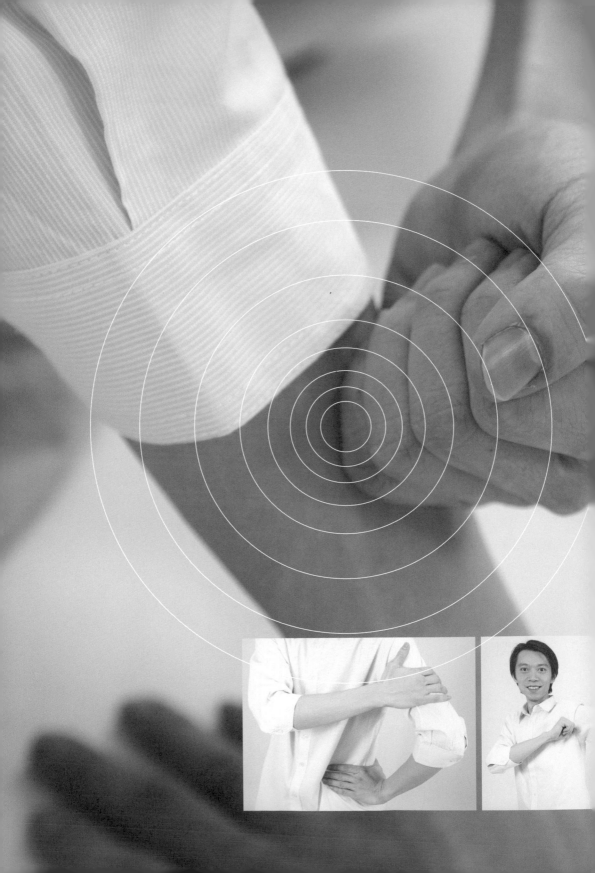

PART 2

打對經絡學

二十一世紀是各路精英異軍突起、人才輩出的世紀，

但同時卻又有許多英才企業家相繼累死倒下，

不是死於疾病，而是死於對經絡的無知和漠視，

也就是死於對經絡學無知。

要想健康快樂一百歲，簡單說就一句話：

每天微笑打對經絡。

打對「經」，活到「老」，

自己打自己，量大，海納百川，有容乃大，

自己愛自己，不爭，心靈和氣，外圓內方，

「打對經絡」引領風騷是快樂之本，

也是學會分享喜悅的方式。

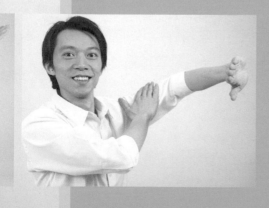

第25講　教你打對經絡

打對經絡最重要的訊息就是在減少代謝，減少自由基對細胞的傷害，

減少的過程就可以讓人活到一百二十歲。

要能夠把脈，一定要懂得十二條經絡的概括，

才有可能瞭解經絡與人的身心靈之間溝通的密碼。

只要養成「每天微笑打對經絡」習慣，

更重要的是經絡拳Tapping，讓我們的心臟更有力，

讓呼吸功能更強，同時對慢性病甚至癌症的發生率更低，

抑制衰老並讓調解身體代謝的基因發生作用。

　　用「打對經絡」防治身體疾病，事實上是可以替代中醫傳統的針灸療法，兩者理論完全相同，只是使用工具不同——打用雙手，針灸用針、艾草，目的都是將氣運送至身體各部位以防治疾病。經過多年臨床證實，「手」氣的能量，約是「針」的200 倍，居家隨時可用，而且不必擔心觸犯醫療法，在現今醫療資源因為人為浪費而負荷沈重的時代中，正是值得大家實行的保健新法。

　　「打對」如同吃對藥一樣，有一定的藥效，產生對身體病痛一定的釋放，甚至療癒，「打」與「藥」雖然不能畫上等號，但是仍有吃藥達不到

的效果。

吃藥，有可能因為它的副作用，會造成身體上的負擔，更何況藥大多用在動物的實驗上，動物實驗上的成功並不代表在人身上可以是長久沒問題的。因為人包含了情緒、情感等複雜性，遠超過任何的動物，因此動物的成功、沒有副作用，經過了十年、二十年卻都證明不能用了！

在未來百年以內，宣印學派認為，藥對身體療效會是很有限。但要怎麼解開「長生不老」、「延長壽命」的秘密，這不難，只要養成「每天微笑打對經絡」習慣，更重要的是經絡拳Tapping，讓心臟更有力，讓呼吸功能更強，慢慢的會對慢性病甚至癌症的發生率更低，抑制衰老並讓調解身體代謝的基因發生作用。

要打對經絡，你才可以在生命的活動期間，減少氧氣的消耗量，只要一減少，人的活力就增加，同時基礎代謝率也會逐漸的下降，為什麼？因為有很多人過度的運動，就是在耗氧，同時也在增加自己的過度流汗、過度代謝，過度運動就會造成身體上的細胞慢慢老化。

養生談如何促進新陳代謝，是錯的！反過來要如何降低基礎代謝率，才可以讓身體的細胞不會過度的活潑，過度的衰竭老化。常常Tapping可以增強副交感神經的功能，有放鬆感，也有效的抑制過強的交感神經，新陳代謝就會比較緩慢，人就不容易老化，有輕鬆感。因為「打對經絡」是在減少自由基對細胞的傷害，希望讓人活到一百二十歲。

很多人認真的去爬山、跑步，最後都沒有很好的保健效果，原因是不知道去保養心臟的重要性。一個心臟消耗功率的瓦數，還不到一個小夜燈多，不到2瓦，約1.5瓦左右，送到全身的細胞，又要從四肢回流到心臟，如何辦到的，就是透過了經絡而不是肌肉或是神經，是經絡的共振，從出發的1.5瓦，到每一個地方都是 1.5瓦，透過經絡而產生的一種回流，因

此要打得對、打得好，共振波就會產生很好的新陳代謝，身體自然不會疲勞。

很多人都在談心性提升與心靈修練，但是卻忘了身體的重要性。身體對一個人很重要，身體很多的能量是要提供給心理與靈性去應用，比方說，人被譽為萬物之靈，因為人有腦，人腦的重量約是人體重量的2%～3%，但是人腦內神經元的總數估計為一千億以上，和銀河系裡的星星一樣多，人腦使用到的能量卻超過百分之四十以上，廣泛應用在認知、情緒、決策和行為，包括語言和學習。

但如果想成為修行者、或是精神的淨化者、成仙、成道、成佛的人，整個頭腦若是沒有獲得身體百分之四十以上的能量，身心靈是無法提升的。

靈魂、身體、情緒必須感謝這個身體，怎麼能辱罵或輕視身體，身體與心靈之間的連結橋樑是經絡，如果不瞭解，如何讓能量供應到腦筋裡、靈性裡。為什麼很多人情緒一直不好，是因為「經絡緊縮效應」形成身體不好，身體不好「情緒」當然也不好，情緒需要能量的無限供應才會好、快樂，這是經脈在循行過程的週期性「波動」規律。

表現在中醫「望、聞、問、切」的「切脈」當中，「切脈」是根據經絡學，很多的中醫師不懂得經絡學竟然可以把脈與給藥！是比較不妥的。

要能夠正確把脈，一定要懂得十二條經絡的循行與手技療法，才能瞭解經絡與人的身心靈之間溝通的密碼，這是上天、宇宙留給人類的禮物，當身體藉由經絡的循行訊息，好像身體每一個部位都是耳朵的器官，可以聆聽到心靈訊息，接受到宇宙音頻，透過音頻感受身心靈的變化。

一旦你打對經絡之後，有可能會開始產生什麼樣的變化，在變化裡又有什麼重要訊息：現代人的頭腦經絡阻塞，不容易過清晰的生活，所以不

容易好睡，打經絡的重點就是要能夠好睡、舒服、舒適。為什麼會有這種現象？

從牛頓發現蘋果掉下來開始，牛頓知道一件地球大事發生了，就是地球具有「地心引力」，牛頓也看到了三維空間的存在。但到了愛因斯坦，發現四維空間或以上的多維空間，發現到這些力量可以透過量子力學的角度，可以分析，現在已經發展到更多維的空間。

不管未來生命科學如何發展，宣印學派知道一件事，地球越重引力會逐漸的變強，引力會造成很多的「經絡拉力」，當「新拉力」糾結時產生張力以抗拒「舊拉力」，這即是「經絡不通的現象」，而這個拉力糾結現象，糾結越來越大時，經絡向下拉扯會產生反彈的新拉力，會讓你開始不容易入睡，身體不容易放鬆，因此你容易疲憊、疲倦。

如何讓身體及情緒能夠釋放呢？喜、怒、哀、樂、悲、恐、驚，是一切疾病根源，打經絡拳就是將過量的七情六慾給釋放掉，同時也釋放「經絡拉力」。拉到了肺經就開始憂愁，拉到了肝經就開始憤怒，所以如果拉力沒有釋放，就代表根本「沒打對經絡」。沒打對就會睡不著，打對就容易睡著。

情緒裡會產生很多化學物質在全身的細胞裡擴散，身體就會因此生病，因此生病的第一個現象一定會睡不好，睡不好代表現在1.5瓦的心臟根本無法產生共

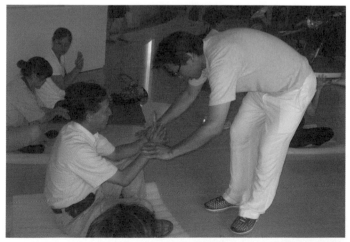

振，沒辦法平衡送到四肢末稍，所以根本無法完全的放鬆睡眠，如果這時候用藥物，情況就會越來越慘，如果你用經絡拳釋放拉力糾結現象，就越打越好、越有精神了。

因此除了睡得好，代表還可以延年益壽，還可以延長健康值，所以要教每個人打對經絡。

打對經絡的第一個重點就是要先打手足陰經，就如同中國常說「五臟六腑」，而不說「六腑五臟」，因為沒有手足陰經就沒有手足陽經，沒有女人就沒有男人，這是不用爭議的，女人最大，男人最小，沒有陰經就沒有今天的陽經，也就是今天沒有地球這片土地，就沒有太陽，我們因為有了地球這片土地，才能感受太陽在哪裡。

打拳的第一個重點，就是要先治療陰經，振動完陰經再振動陽經。打陰經的過程裡要記得，通常可以先用一瓦到三瓦的振動頻率，再慢慢的加強，所以是由輕而重。

Tapping（貼品）陽經時，可以從四瓦以上開始，慢慢的由重而輕，Tapping（貼品）陰經時，從一瓦打到四瓦。保衛（陽經）與滋養（陰經）產生平衡維持健康，如果練習時可以掌握這個重點，一陰一陽，表裡相應，例如先打肺經，再打大腸經，肺經從一瓦打到四瓦，大腸經從四瓦打到一瓦，這就是經絡氣血陰陽平衡。

如此操作就可以有效的控制副交感神經，而副交感神經就能夠控制交感神經，如此，新陳代謝一旦變慢之後，人就會變得情緒穩健、心情快樂，而且能夠真正放鬆，身體就會和諧，這就是打對經絡裡重要的訊息。

如果你希望可以接觸到神秘的能量，或是心境成長，用Tapping陰陽平衡法，是真正認識什麼是「振動經絡學」的秘訣。

第26講　打對肝經學

打對肝經後，可能會有一個很大的感觸，

可能會發現跟古書說的不太一樣。

東方人都知道古書說青色入肝，

但是打對肝經之後，發現對青色沒有強烈的感覺，

反而是「淡紫色」，讓人們的精力、體力也跟著旺盛。

宣印學派發現淡紫色會滋養肝臟，讓肝臟放鬆，促進肝臟的休息，幫助代謝高脂肪食物，把脂肪食物變成一種熱量，供應全身，會讓人們的精力、體力也跟著旺盛，有利於肝臟的疏洩、藏血的功能。

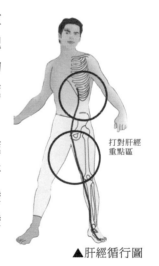

打對肝經
重點區

▲肝經循行圖

肝臟需要保持輕鬆活潑的彈性空間，才能藏血，才能宣洩身體上過多的熱量、熱氣，但是肝臟所得到的血液每年在遞減，肝臟的重量會越變越輕、越來越小，這叫做老年性的肝臟，重量變輕、質地變硬。

很多人會發現自己過去喝酒不容易醉，但是現在喝一點點就醉了，或是經常血液供應不足，眼睛花了、視力模糊了，或是筋骨沒有肝血的滋潤，開始僵化、四肢不靈活，容易痠、麻、痛，或是很多女人藏血不足，常常頭昏腦脹、更年期不順暢、進入中老年之後一堆疾病。

　　很多人想用青菜、水果、綠色植物或是溫涼性的食物，達到清肝退火，用來抒解肝，其實是很危險的。過多溫涼性食物在體內，很容易產生往後的過敏原，抵抗力可能越來越弱，人漸漸不容易產生自我保護的熱能，人的體溫要夠高但不過熱，人一旦體溫沒有升高、變冷了，血液供應不足，身體就開始發生病變。

　　經絡拳在這方面的研究發現到，人的生命規律裡，首先要先確認肝臟是不是有足夠的空間、足夠的重量提供血庫。人有70％血液，但重點是藏血的地方在肝臟，血庫一不足，身體哪來的動能，很多人一下就累了、醉了、倒了，就是肝臟的血液量不夠。

　　人的肝血充足了，才能夠恬淡虛無、悠悠閒閒、平平靜靜的過生活，氣血不夠，人自然會混亂、會緊張，肺要血、心要血、腎也要血，不夠怎麼辦？就開始發怒、愛生氣、愛發脾氣，女人常常愛生氣，也是這個原因，每次都藏血量不夠，月經來的時候想要代謝掉，結果卻不足，當然情緒就不穩定、氣就浮動，血下行、人就不平衡，久而久之人就易怒、愛生氣，如果不生氣也會憂鬱，悶悶不快樂，怎麼辦？就要趕快修打肝經，把血液補充回來，否則會一下子哭、一下子笑，別人都搞不懂她在想什麼，其實就是肝經失調了。

　　肝經不是西醫裡的肝臟，肝經所經過的器官，除了我們的橫隔膜（關係到呼吸順暢與否）與肝有關係之外，消化道、食慾、眼睛、腦筋裡的記憶體，這些都是肝經在管轄的。血液量充足的時候，會產生質變，人的氣質會提升、眼睛會發光發亮，肝臟的血液量一旦不夠，人會產生病變，身體越來越弱。

　　很多人會覺得很奇怪，找西醫做檢查沒有病，但是為什麼經常會頭痛、眼睛痠澀、很累，吃了一些清肝火的中藥，調整完後好像有改善一點，但是又好像宣洩過度，整個消化系統好像越來越差，久而久之好像

人比較輕鬆，但是變得比較沒有活力，情緒容易低落，怎麼了？因為你忘了，肝臟還得藏血。

　　怎麼打才能讓血液留在肝臟，不會造成四肢僵化麻木、眼睛乾澀。要藏血，修打時要想辦法如何讓肝臟高於心臟，站姿，下彎成倒三角，一手扶地（或30～90公分板凳），另一手用掌心一瓦慢慢拍打肝臟，拍到四瓦、五瓦（如圖），拍完之後肝臟瞬間充血，眼睛就不會澀了、不會累了，情緒就好了，不會生氣了，心情也好了，更妙的是氣色很好，面紅耳赤卻不是生氣，氣色發光發亮，還可以解決心中不良的情緒，不爽的感覺，這是種非常寧靜的養生方法。振動的過程，重點在肝臟，儲血能力夠

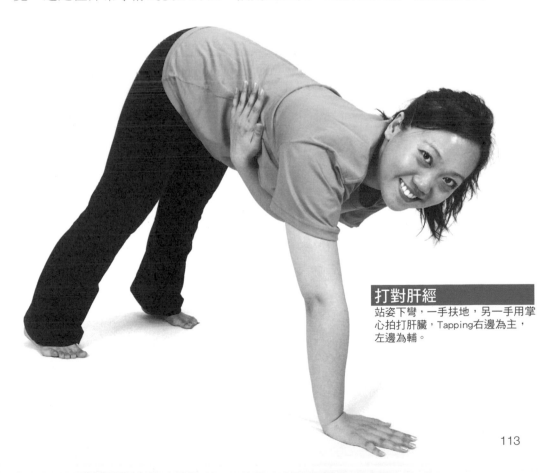

打對肝經
站姿下彎，一手扶地，另一手用掌心拍打肝臟，Tapping右邊為主，左邊為輔。

的時候，身體與情緒就容易放鬆，而且還可以放下一些煩惱和雜念，融入大自然最好的方法，就是先把肝臟的血液儲存好，人就有足夠的火力，可以供應身體到處行走、到處遊玩。

到綠色大自然、吃綠色食物，就是要養肝，但是養肝只是起步，在大自然裡只要看到淡紫色，不是養肝而是活肝，例如薰衣草，肝臟會感覺到特別的輕鬆、特別的活潑。在藍天白雲、青山綠水之中，一點點的淡紫色，會感覺到心情特別好。平時居住在一個人口集中、交通擁擠的地方，我們需要這樣的環境來幫助我們調整，因此你可以用這個方法來讓身體很健康，如果還能夠在寬廣的環境下拍打肝經的方法，或許打打經絡拳、太極拳、散散步，會發現人生最美好的地方就在這裡。

懂得補肝之後，卻要如何洩肝？人經常在電腦前面工作，長期處在壓力之下，人容易產生虛火，很多人就會想說是不是泡個菊花茶，或是吃一些補肝的，或是用枸杞做一些料理，不對的，當肝火已經上升，開始頭昏腦脹了、眼睛紅刺了，未來微血管容易破裂、中風，怎麼治療？要把火壓下來，從腳釋放出去，不能往上沖，而補品最容易把虛火往上沖，經常如此眼睛會開始容易流淚，能不能用一些食療退火？有效但是不能長久，必須掌握的是如何把火往下降。

肝屬木，需要水澆熄，所以

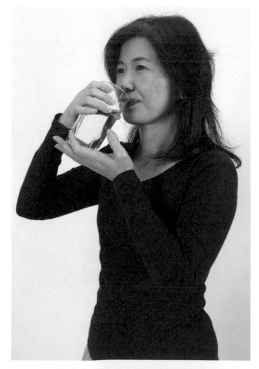

肝火上升時，白開水遠比補品有效且長久

第一要做的是大量喝白開水，木在燒要補充水，至少喝1000c.c.，但不是一次喝完，而是慢慢喝，喝到感覺腳慢慢涼起來，熱如果沒有釋放掉，吃太多的補品，堆積以後，容易發生的問題就是脂肪肝，形成血液裡的脂肪沒有辦法燃燒掉，變成高血脂、血栓塞，所以一定要先喝水，把身體稀釋。透過水也是滋養腎臟，讓腎臟帶動肝臟活潑，生命就會開始活動起來。喝完水之後，開始振動肝臟，避免以後肝臟的脂肪過多、熱能過高，就容易形成更多的疾病。

　　如何排除火氣呢？當人的體溫升高之後，體內的雜質會慢慢的融化掉，像融雪一樣將血脂化掉，就能有效的降低身體的淤塞。操作重點在於將雙腿微微蹲下（下蹲馬步），腳拇指用力抓地，開始左右交叉用虎拳打腿部肝經，感覺從腿部熱帶動全身發熱，再從熱變成清涼，這就是「疏洩」了，漸漸的血壓、動脈的柔暢度都會越來越好，對肝臟有很大的幫助。

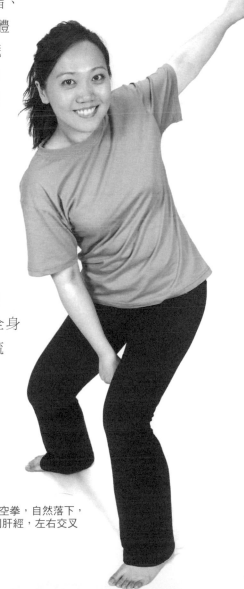

排除肝火：
下蹲馬步，高舉空拳，自然落下，
Tapping大腿內側肝經，左右交叉
操作。

　　兩種方法解決兩種主要的生理問題，一升一降，藏血就是要升，提供心臟所需，身體要彎下來振動，下降宣洩身體多餘的熱量。如此，身體的健康獲得了保障。

Mars老師叮嚀：

修打練習時，雙腳打開成弓箭步，一次振動一邊，向左或向右修打時，兩手像鐘擺一樣，一手用鷹拳向下振動大腿肝經，一手向上拉開胸脅，一邊操作二十下，再換腿，這個部分的強化，能夠讓消除肝火的速度更快，建議3～4瓦。

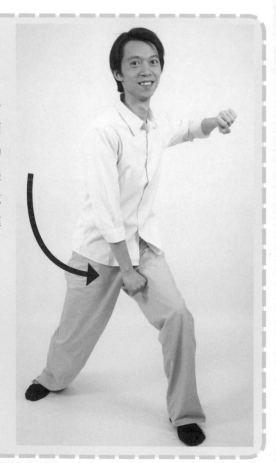

第27講　打對心經學

東方人都知道古書說赤色入心，

心經打對的時候看見的是K金色，並不是紅色，

心經看到K金色，思考會清晰，人會保持開心、快樂、喜悅，

而其他的顏色都容易讓人的氣散掉，開心過度就是會氣散。

很多朋友聽到心經都有一個錯誤的想法，心經是不是指西醫所說的心臟，不是的，心經是管轄我們的腦部、腦神經、意識區，心經是決定一個人的清醒狀態。

人要開心最重要的是可以幫助血液送到腦部，反過來不開心的時候，血液只會送到五臟六腑。

心經主神智，心經驅動血液上送到腦部，精神容易飽滿、精力充沛、思想敏捷，心經一旦失調，人容易開始多夢，代表最近腦部

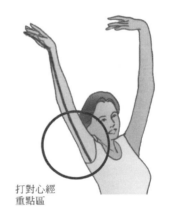

打對心經
重點區

▲心經循行圖

血液量不夠，慢慢會開始健忘、失眠、神智不清，漸漸說出像不省人事的話，常常忘東忘西，講很多奇怪的話，就是心神已經不寧。

養心，要透過先放下一切、澹泊名利、提起喜悅，不能養心則無法喜悅，不能只有善良與溫和，卻沒有談到喜悅心，就代表生命沒有成長提升，因此要學習小朋友快快樂樂的開心生活。

　　調整心經要跟孩子一樣常常跳躍，沒有跳躍不容易喜悅起來，很多人過度的壓抑心情，最重要的就是造成心經的阻塞，不敢怒、不敢憂、不敢恐、不敢驚、不敢釋放，壓抑產生緊張收縮狀態，身體開始無法新陳代謝，容易形成腫塊、腫瘤。

　　心裡不快樂會導致癌症，導致腦部阻塞、心肌梗塞，神經障礙之後就變成四肢癱瘓，阻塞在血管形成各式各樣的癌症，在肝經就變成肝癌，在腎經就變成腎癌。一個人要保持快樂才會氣長、氣穩，心慌了氣就短、就亂，身體產生血壓的異常。保持心情的快樂、放鬆的狀態，才能夠完整的疏通。

　　很多人身體不適去醫院檢查，卻沒有辦法找到問題，是因為心情無法檢查，儀器查不到心情，但是心情卻可以讓心臟阻塞，控制率能達到95％以上，也就是說隨時心情不爽，就會馬上梗塞，處在生命的危險邊緣，但是儀器只能檢查5％，都是生理的訊息，心理的卻檢查不出來。

　　當喜悅度不足的時候，任何的疾病都會不斷的發生，但是喜悅度、心經一旦打開，所有的疾病都不會附身。

　　心經很敏感，是整個經絡裡最短、穴位最少，卻是最有影響力的一條脈絡。「心主神明」就是說心經結合了心與腦，如果心腦不協調，就容易陷入情緒無法控制，很容易受別人影響，心腦一致人就越來越有智慧，不會越來越笨。

　　一個人的內心裡面，最重要的就是心智有沒有辦法一體，人們常談的「境界」，就是看心腦是否一體，讓五臟六腑的血脈平衡。

　　心腦要一體，振動時掌心要按住百會穴，另一手以鳳拳從極泉穴開始振動，用一瓦的力慢慢到三瓦、四瓦、五瓦，再用虎拳打打上臂區，只要連結到百會，就能夠心腦一體，百會是連結所有器官的要穴，打開了人就

清明，很容易幫助全身血脈的暢通，一旦阻塞人就呆
滯，沒有「神明」，形同癱瘓，動不動就好像沒有反
應，腦部沒有血液，就好像沒有吃束西一樣，腦部
就會莫名的情緒緊張、很亂，就會做錯很多或
是做了很多不必要的。

第兩個很重要的區塊，可以躺著做、
坐著做、站著做都可以，當然躺著最舒服有
效果。心主喜，人會不會快樂來自於夠不夠「寬
心」，有「寬達」人才會長壽，放寬心人容易得到
快樂，而「寬」指的就是眉心，我們常看到一些所
謂不好的面相，因為他的眉心緊縮在一起，　聊人
一講話，壓抑的情緒就鎖住印堂，內在的緊張就會
造成腦部阻塞。

一個人不快樂就隨時會中風、死亡、昏迷，怎
麼辦？就是要能夠喜悅、寬心、哈哈大笑，全身
的血液能夠帶動，推動全身血脈，印堂一定要打
開，手心搓熱之後貼住印堂，正躺振動心經，很
奇妙的是全身會好像笑起來、開心起來，人不會老
化，而且保持著年經，原本蒼老的臉打完之後竟然變年
輕了，而且臉部特別容易笑起來，心情容易輕鬆起來，

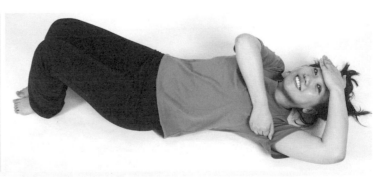

▲心腦一體

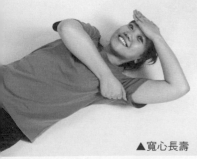

▲寬心長壽

而人一輕鬆才能夠知道什麼叫澹泊名利、幽默一生，人就會特別漂亮、臉部充滿光澤、人變得光鮮、氣宇非凡，看起來就是很好的修道者；心經的「其華在面」就是這個道理。

一手放在印堂、一手打完心經之後，整個人仙風道骨，還有一個秘密，舌頭必須抵住上齒齦，連接任督二脈、小周天才能夠暢流全身，中醫裡心經開竅於舌，就是訣竅在舌，舌頭能夠頂住，血脈就能運轉全身。心經需要的是熱能，在五行中屬火，熱能指的是運行的能力，不是火氣，熱才能運轉全身。

別忘了，只要看到K金色，頭腦會越來越健康、越來越輕鬆，建議老年人、中年人，以後覺得心情不好的時候，趕快戴一點K金，或是買K金顏色的衣服，穿在身上就會很舒服、舒暢。

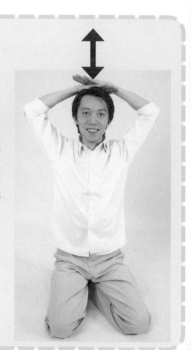

Mars老師叮嚀：

保持高跪姿，將臀部壓到足後跟，後方脊椎、頸部打直，意念集中頭頂，大腦皮質層，雙手交疊拉直向上，再向下振動，感覺把血液往頭部帶，讓頭比較會有清涼感，頭部過熱時操作。每次約三十下，建議1～3瓦。

第28講　打對心包學

心包，就是五臟裡的心包絡，

打對心包會看見的是黃金色，

而且是純黃金色，心包才會通暢，

快樂、延年益壽，而且輕鬆年輕有活力。

心包經與喜悅有著非常重要的關連。心包經是指心臟，涉及五臟、全身循環、身體疾病、壽命、快樂。心經是腦部，涉及意識、神性，這是兩者的分別，心包經的快樂必須累積，才能量變而質變，到達心經的喜悅。

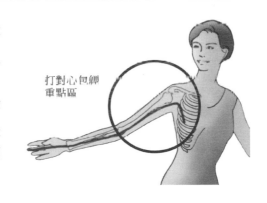

打對心包經重點區

▲心包經循行圖

心包為什麼會不快樂，簡單來說就是「熱入心包」，人不快樂是因為負擔過重，身體過熱而心浮氣躁，稱為「當機」，人不開心了、暴躁了，在經絡學裡，心包是屬於厥陰，最重視的就是要保持清靜、清涼，與三焦經互為表裡，三焦經要維持熱度，帶動全身，心包經要涼才會輕鬆、愉快，血液才能夠循行各地。

學經絡拳就是在學快樂，在握拳的那一刻握住的就是心包氣，中指所觸碰的就是心包經的「勞宮穴」，是身體最重要的「氣」的穴位，當氣足的時候，勞宮穴是富有彈性的、有肉的、有氣感的，當氣不足的時候手容

易發麻,而且無力。

　　很多人會特別重視撥動心包經,這是錯誤的,心臟必須透過共振,血液才能夠輸送到全身,用撥筋的方式,血液會停留在撥的位置上,其實不會改善,而且無法達到保護血脈的功能,一定要透過振動,同時手要舉高,掌心朝前用鳳拳做振動,會發現特別有效,兩者之間相差一萬八千里,一個療效長長久久,一個療效是瞬間放鬆,但是過沒多久心氣卻不順,心包經的特色就是要共振,共振波產生之後才能全身循環。

　　很多研究古籍的都重視心包經的內關穴,宣印學派發現「內關穴」在現代已經沒有很大的作用,療效偏低些。因為過去的人都必須大量用到腕力,做家事、提水、工作、建構生存的基礎,尤其戰爭時代腕力很重要,但是現代人工作重點不在腕力,而是肘力,不論是打球、打電腦,手肘的彎曲、伸直,都一直在消耗,沒有辦法放鬆,因此現代人問題根本不在內關穴而在手肘曲澤穴的經絡不通。

　　只要常常用背拍振動曲澤穴,心臟的熱就可以散開了,心氣就能夠運行全身,很多人精神不能飽滿、神智不能清晰,就是過熱的問

▲幫助血液輸送全身

題，血脈不能運行全身，容易停滯，更沒有辦法滋養到心經、滋養到心神，腦筋就沒有辦法清楚、明白，所以就會精神失常、昏迷，甚至有時候胡言亂語，這些都是現代人的問題。

　　晚上七點到九點的戌時，是很重要的運氣時間，中國很多運氣、抱氣、推氣的功法，都是在運作心包經，透過運氣把氣脈運送全身，雙手的調氣就是在調整心包經，涉及到很多人練習的太極拳、導引拳、打經絡拳，都是用到心包經，也就是用到心氣。

　　為什麼經絡拳要虛拳實掘、要放鬆，因為很多人的腦部用力過度，

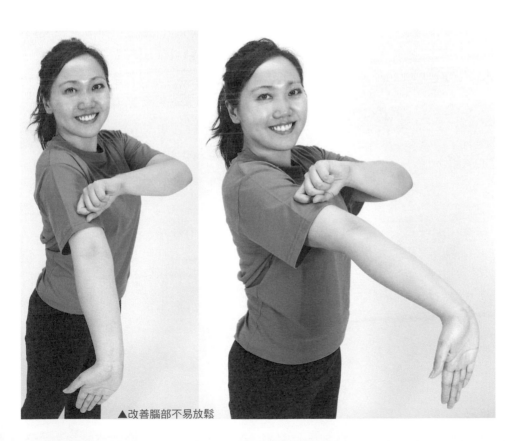

▲改善腦部不易放鬆

人就不快樂、不開心，更不容易放鬆，晚上這個時間人一定要能夠放鬆、小睡片刻，都是能夠幫助往後延年益壽的好方法。這個時間不能放鬆、還在工作，容易罹患病痛，就是心臟背後的膏肓穴會產生過度的緊繃，輕微的是有緊繃感、痠痠的，嚴重的會刺痛到全身無力，這時候只要打開心包經，用一瓦的鷹拳振動，左右兩邊常常振動就會改善。

戌時能夠把雙手打開放鬆，就會讓心臟達到最好的放鬆狀態。尤其在適合養生的夏天裡，如何還能讓心保持涼，這是相當重要的養生關鍵，夏天的熱讓心臟容易不舒服，甚至產生胸悶現象。

振動心包經的複雜度是最高的，坐著、躺著、站著都不一樣的。在夏天要保持心臟的清涼，要正躺振動心包經，過熱的心臟就能夠散熱，如果同時把腿部墊高，心臟立刻得到休息。站著修打心包經則有不同的益處，可以帶動全身的循環，流動到腦部，有效的幫助血液送到腦部，幫助神智更加清明，站著打對腦部的清晰度有很大的幫助。

平常坐著打心包經是保護心臟最好的方式，最不費力又輕鬆，用背拍振動手肘的曲澤穴，疏通氣血、調養心臟、增加心臟功能是最棒的。我們不是營養專家、食物專家，不會建議吃食療來幫助心臟。

清淡飲食，吃飯慢慢的，血液可以維持清澈，吃的越急躁血液濃度越容易變高，慢慢吃、放

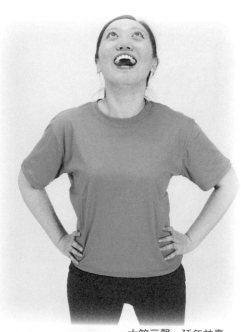

大笑三聲，延年益壽

124

鬆心情的吃、羅曼蒂克的吃，是對心臟、心包經最美好的保養。

心包經是喜悅的關鍵，振動心包經的時候要快快樂樂的，千萬不要愁眉苦臉，嘴角要上揚，慢慢的放鬆修打，放羅曼蒂克的音樂，或許在瀑布底下、浴室的淋浴下、美好的氣氛下操作。打完後切記，大笑三聲、延年益壽，而且輕鬆年輕有活力。

為什麼很多人看到黃金就會特別的開心，就能夠清靜，原因就是與心包經的聯繫，所以也常常看到神明用黃金打造。

Mars老師叮嚀：

心臟動時，掌心朝上，手向後用力撐開，四指併攏，拇指打開，這個姿勢可以幫助血液比較容易回流。修打振動時，一手向後拉開，一邊以手肘為圓心畫圓，另一手利用打開的瞬間虎拳振動胸大肌，分五口氣，一面吸氣，一面振動。振動的瞬間吸氣，每吸五下換邊，共四回。平日心臟有胸悶、上氣不接下氣的人要經常練習，建議2～3瓦。

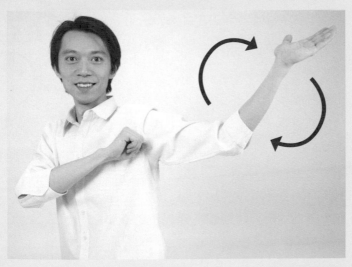

第29講　打對脾經學

> 東方人都知道古書說黃色入脾，
>
> 脾經打對的時候看見的是紅色，並不是黃色，
>
> 很多人都會想黃色不是入脾經嗎？
>
> 因為一切食物運化到最後，就成為紅色的血液，紅色食物是最好的。
>
> 義大利用紅色番茄調配出的醬料，
>
> 能夠震撼全球人的胃口就是相同的道理。

　　透過食物轉化成營養，進入脾臟運化到全身，所有吃到身體的食物最後都會變成血液，用來造血、生血，所以食物就是造血的原料，但是能不能轉化就要看脾經的功能，以後的骨骼、骨髓、造血功能才會跟著強化，骨質才不會疏鬆。

　　現代人問題很多，尤其是消化功能差，主要的原因並不是營養不良，也不是吃的不好，其實就是因為吃過多、吃過好，所以整個脾胃難以恢復，無法正確的休息，身體沒有勞動、沒有餓卻一直吃，反過來就會造成以後的消化機能越來越弱，一弱就開始睡眠不好，接著人容易急躁、好動，所以好動兒持續增加，甚至有些人會產生憂鬱，久而久之人會疲倦。

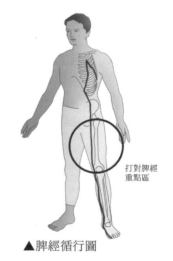

打對脾經
重點區

▲脾經循行圖

疲倦、應酬文化，加上工作屬性要常用腦，必須常常思考，脾胃就更容易出問題，尤其是一邊吃飯一邊工作，人的血液都往頭部送，而不往胃部流，所以消化更不良，長久下來就會惡性循環，慢慢就會產生更多的問題。

很多人強調吃完飯要走走路幫助消化，走路很好，但是要走多久？總不能走到最後胃下垂或是胃潰瘍，吃完飯後要學會的是如何在放鬆中調氣，讓自己身體更健康。走路的時候，感覺上脾臟運化更好，但是走路的時候血液往下流，久了之後腦部會呆滯，吃完飯後不能讓血液一直向下跑，往下也要往上，所以走的時候也可以拍拍身體，一邊走一邊雙手往上振動，這種動作更容易帶動全身，幫助脾經的運化。

畢竟脾經主肌肉，凡是過度思考、思慮的人，一定會消瘦，古代人說心寬體胖，就是要懂得放鬆，吃完飯後要靜坐一下、調調氣，不懂調氣只是呆坐看電視，當然會虛胖，「呆坐不如走路，走路不如拍打全身」。

只要能夠拍打全身，幫助脾臟運化營養到全身，胃也不容易脹氣，也不會因為思慮過多而刺激胰島素分泌過量，讓人容易老化，因此保護脾胃是老年人最重要的養生，飯後拍打，絕對比呆坐或是走路更有幫助。很多老年人動不動腰痠背痛、腳無力，就是脾胃虛弱的意思，久而久之兩眼疲累無神，過一陣子就會膽小無力，造成腎臟更虛弱，大小便開始無力，就要趕緊調整脾胃。

在五行中脾屬土，一切萬生萬物都從土生長，土代表一切的根源，所以吃飯當然是一切根源，吃什麼不重要，而是吃完飯後做什麼才重要，吃完後身體的感受是爽或是不爽、舒服還是不舒服，假如聽別人說吃什麼對身體很棒，就把一大堆食物通通混打在一起成汁，三個禮拜之後發現，腸胃功能只會更慘。

不論是博士或是某一方面的權威，重要的是親身體驗之後，才會知道真相是什麼，帶來的可能是更多的胃痛，甚至腹瀉，還讓脾胃更加的虛弱。五臟的脾對應六腑的胃，表現在我們的嘴唇，一定要是紅潤的，肌肉要充滿，如果唇色不夠紅潤代表今天吃的食物不爽快、不快樂。

脾開竅在口，嘴巴不能有臭味，要清爽，如何讓嘴唇、口氣能夠非常的芳香，其實吃的越少負擔越少就越芳香，其次是不要過度的憂思，要快樂，更要清靜、清淡，也才能吃到食物的原味。學會清靜是養脾之道，清靜就是簡單，吃東西不要複雜，例如新鮮的花椰菜，稍微汆燙一下，加點麻油、水果醋、岩鹽，酸酸香香的，好吃到極致，人爽快了身體的運化就快，人就清靜了。清靜是簡明、簡單，快速有效。

尊重食物的原味、顏色，就是飲食之道最高原則，也就是飲食的「順其自然」，就能夠減壓、舒壓，就能夠放鬆。

脾經在長夏的時間裡，越熱越

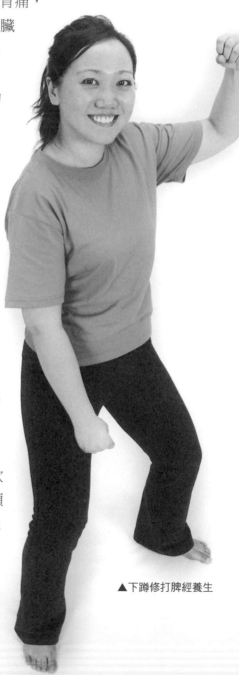

▲下蹲修打脾經養生

容易煩躁，很怕陰雨綿綿、濕氣過重，調整室內盡量避免長時間處在這樣的情況下，滋長了身體的細菌、食物的變質，造成飲食不乾淨、腸胃功能失調。

飲食之道重視「生鮮」，今天買的食物，今天吃完最好，明天的明天再買，量不要多，一點點、剛好就好，是食療養生最好境界。

修打脾經養生，最重要的是微蹲振動，微蹲才能夠帶動全身運化，修打時身體微蹲，氣場容易向下沈穩，循行往上推行，微蹲反而容易跳得越高，這是修打的要領與秘訣，坐著打效果最差。躺著打脾經效果也很好。

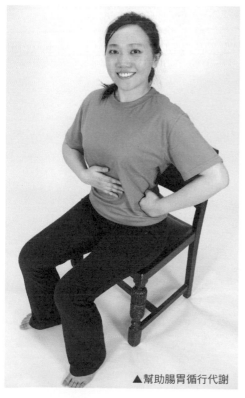

▲幫助腸胃循行代謝

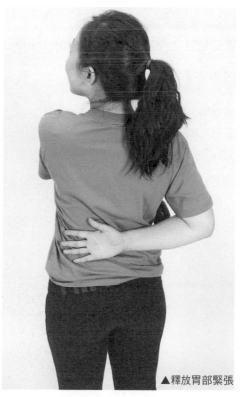

▲釋放胃部緊張

平常的保養，就是要用掌心按摩振動三脘穴，坐姿或是正躺，經常刺激身體中線的上脘、中脘、下脘，秘訣在於邊旋轉身體再邊修打，胃才容易打開、運化全身，幫助腸道循行代謝。

另外，經常的久坐，讓後背脾胃的反射區容易僵化，別忘了吃吃「紅色」番茄的義大利麵，常常用背拍振動幫助放鬆，幫助胃部容易釋放緊張狀態。

Mars老師叮嚀：

強化腹部的振動，修打時盡量縮小腹，兩手掌心一上一下，振動右邊肋骨，嘴巴放鬆的吸氣，邊吐邊振動，先振動右邊肋骨，再振動左側。幫助腹部不容易脹氣，幫助瘦身，一次一邊約十下，共三回，建議3瓦。

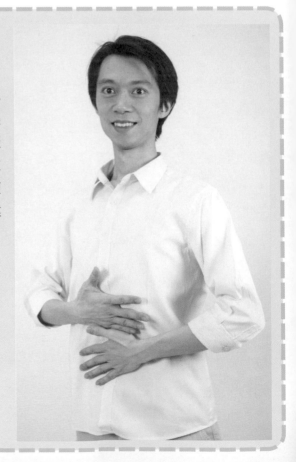

第30講　打對肺經學

東方人都知道古書說白色入肺，

打對肺經會看見的是綠色，而且是翠綠色，並不是白色。

這個顏色會讓肺部感受到清涼、放鬆，

自然會有一種深層的呼吸、深度的寧靜，

肺臟在這種情況下是最放鬆與有力。

　　肺氣要足，呼吸要順暢，很多人咳嗽咳的很不自然，咳的很緊張，就是肺氣弱，同時也代表腎氣也弱了，越來越弱的時候喉嚨就容易生痰，而且一直咳不出來。很多人咳嗽、打噴嚏、流鼻水，只要吃吃飯、活動一下，鼻涕就不流了，代表氣足了。

　　人的虛寒會造成肺氣不足，如果要改善肺氣問題，修打時需要熱水，以熱水助熱氣。打肺經時要用熱水沖肺部，讓肺氣十足了，打才有用，尤其是咳嗽的人，沒氣了還直接打肺經，怎樣都無法把寒氣打出肺來。

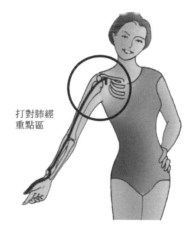

打對肺經重點區

▲肺經循行圖

　　肺氣的來源不是肺部，從腎而來，要多打腎而不是肺，打腎經治肺氣。肺活量很小是身體的濕氣過重，要透過熱將濕寒的氣逼出來。洗澡用熱水沖手臂、胸腔，熱的時候再打，就會去除身體過濕、過寒、過重。

當氣不夠時以後也很容易產生排便的異常，已經有排便問題的人，肺功能也一定弱，容易得肺病，長久沒有改善，很容易罹患癌症，肺活量是否夠大是很重要的。肺活量高，講話有聲音，說話力量夠，過度憂愁時肺活量會縮小，氣就弱，經常的洗熱水澡是有幫助的。

很多人聽說洗冷水澡可以預防感冒，宣印學派發現，有幫助身體卻不是常態，洗冷水一定是在身體過熱的情況下，如果身體是冷的狀態，要熱，身體才不會滋生細菌，身體的溫度熱才不容易生病，全身熱對身體有幫助，但是臟腑過熱就不對，身體熱了臟腑就輕鬆了，身體冷了臟腑就累了，臟腑過熱、身體過冷就是過勞、過累了，人就虛了。

用冷水容易造成臟腑過熱，偶爾刺激是可以的，但是過量的時候人一定會容易生病，雖然不容易感冒，但是有可能會罹患更多細菌類疾病，因為病毒會傳播，大量繁殖，可能罹患癌症的比例會比別人高。

寅時的時間在凌晨的三點到五點，肺循行的時間點，通常這時候肺部的活潑度是最高，也是人最容易死亡的時間，因為有時候氣不夠的時候，心臟就會變沒力，腎影響了肺、肺影響了心，人在這個時間盡可能不要過度的勞累，如果可以在這個凌晨的時間起床打打坐、調調氣，會訓練往後心肺功能的強壯。

養生時間點並不是絕對的，但是確實人在這個時間點上，可以訓練身體的機能，訓練的技巧是重點，而不是時間本身。訓練的方法就是泡澡，三點到五點的泡澡可以把肺部清除的乾乾淨淨，清肺、渾濁的氣排出，吸入更多的氧氣、呼出更多的二氧化碳，讓自己保持最好的氣場，泡完澡後打打坐、調調氣。

早上的陽光照射的綠地是翠綠的，陽光充足之後水是最乾淨的，空氣也是最新鮮的，這就是養肺最好的條件。

　　如果您是老年人、有時間的人，應該在三點到五點的時候，熱水沖一沖，清一清肺，增加熱度，汗擦一擦，身體拍一拍，讓汗流乾淨，沒有寒氣了，拍完後走出戶外有山有水的森林，負氧離子含量最高的地方，多接近綠色就幫助了肺部。

　　任何有害的空氣物質、煙都是白色的，所以白色很少對肺部有幫助。在翠綠的山水拍打肺經，身體一定更清爽，加上肺部喜歡有水氣的，有水氣的空氣吸到肺部，可以潤肺，清洗雜質，人當然更健康。多呼吸熱氣、水氣，肺部更清爽。

　　五行當中，肺屬金，金是音樂，所以透過音樂，透過歌聲、金屬的聲音，對肺部很好，經常吼吼氣、調調氣，對肺部很重要。五臟的肺傳導到六腑的大腸，排便就會順暢，常沖熱水澡發現腸道特別有力量，排便特別順暢，五點到七點才能夠排便。

　　肺越強皮膚、毛髮就越亮、越有精神，不會一直脫落，皮膚、毛髮細緻光滑，氣越順，鼻腔的過敏就會改善，如果可以訓練孩子早上起來沖熱水，孩子就不容易過敏，常泡溫泉的人，過敏的問題也比較少。為什麼國外的環境比較不會有過敏原，因為很多國家空氣乾燥，台灣比較濕熱，細菌比較容易滋生。

　　肺開竅於鼻，鼻子一定要通，練習用力吸氣、吐氣，過敏的問題也比較不容易發生。很多人呼吸很淺，所以也就容易過敏。越用力呼吸，精神、志氣也比較強，意念比較高，比較不容易悲傷。

　　洗冷水浴到底可不可以？可以，但是有條件，冷水必須在20℃以下，不是用冷水直接潑在身體，而是用手拍，洗冷水浴容易早死，用冷水拍打身體可以直接刺激血管收縮，增加肺部的功能。

　　打肺經的秘訣是要在綠樹旁，一邊散步一邊打肺經，帶動全身心肺功

能。在戶外打太極更要打肺經，氣調的更深，深又有力，雙手運氣過程會痠，是因為肺氣不夠，氣不夠運行，必須要開闊胸腔，呼吸要足夠，深層的刺激要打肺經，氣才能穩，吐氣要慢，越慢越好。

早上散步、走路、打太極拳，或是做各種健身操，都是對身體好的，不能在戶外靜坐吹風、做瑜珈，在體溫不足的情況下都是很危險的，要邊走綠地邊打肺經，這是最好的養生之道。

肺部不喜歡太冰涼的食物，越冰涼越不好，微涼有助清肺，例如竹筍、水梨等等，都是微涼的食材。

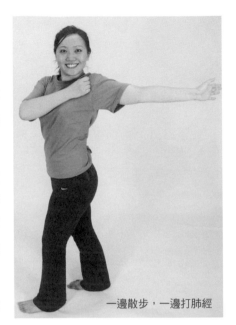

一邊散步，一邊打肺經

Mars老師叮嚀：

大鵬展翅，是養生學中相當重視的姿勢，把肺經修打完後，建議雙手打開，掌心朝上。兩手慢慢高舉，向上鼻吸氣，向下鼻吐氣，向上慢、向下快，連續操作四至六回，可以幫助肺部的淨化。

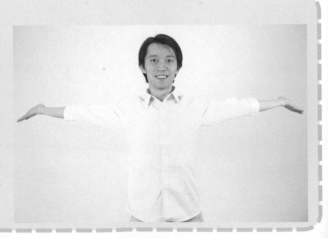

134

第31講 講打對腎經學

東方人都知道古書說黑色入腎，

腎經打對的時候看見的是白色，並不是黑色，

我們一直在研究黑色對身體的幫助，但是卻沒有任何收穫。

相反的，發現腎是人身體上重要的組織，

而水是身體上最主要的組成，

如果包含了唾液、腸液、膽液、賀爾蒙等等，

身體上有將近百分之九十的水，

這麼多的水，當然是越清越好、越淡越好，

而水的顏色就是清色或白色。

腎臟談的是收納，收納的功能多強，腎氣就有多強，生命力、精神力就有多強，腎氣不足就心神不寧，心火虛旺，常常健忘，慢慢的注意力不集中，人的思想就沒有穩定性，而腎經最怕就是有驚慌，過多的驚慌會傷到腎，腎氣不足會更弱。

水是所有生命的媒介，不管是化學反應，或是身體的物理反應，觀察皮膚有沒有水分，就看到人有沒有開始老化。經常透過保養品、

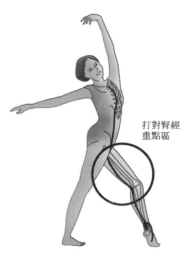

打對腎經
重點區

▲腎經循行圖

化妝品保濕，是沒有用的，是表面的，沒有意義的。很多人身體並沒有充足的水分將尿素、尿酸、二氧化碳等廢物代謝掉，積壓在腎臟就變成腎臟的疾病，所以說養腎非常的重要。

腎臟有分先天與後天，先天指的是生殖力、生命力，後天指的是氣的運轉能力，《黃帝內經》說的很清楚，人沒有了陽氣，就沒有辦法產生活力，生命就會停止，所以要特別告訴大家，腎臟永遠要談的是如何的「補」，就是讓腎臟熱起來，讓水能夠流動全身，不可能談洩，腎只有虛，所以要補而且是溫補，不斷延展腎氣的力量，讓腎火不會衰竭，所以常聽到的「腎火」、「命門（生命之門）」，有火有熱度，身體才能夠循環。腎臟怕涼，越冷越沒力、越虛，四肢冰冷就是腎氣不足的現象。

如何保持腎火不衰，要「祛寒」與「祛濕」。如果身體一直喝水，一旦過多，導致腎氣不足，體內的濕氣就會過重，這也不對，所以如果身體沒有流汗，就代表腎臟衰弱，什麼可以讓身體流汗，卻不會流過多汗（又加重腎虛），就是用掌心拍打後方兩個腎俞與命門。

▲保持腎火不衰

　　五行當中，腎屬水，膀胱與腎為表裡，膀胱帶出身體的廢水，而不流失營養素，如果把蛋白質流失了，就變成尿蛋白過高的問題，相同的，透過尿液可以檢測出身體的疾病。腎其華在骨，骨質疏鬆、病變、異常，都與腎經相關。腎管轄三個孔，耳朵、尿道、肛門，（尿道、肛門，中醫稱為二陰），耳朵是屬於接收頻率，二陰是向外代謝，一進二出的問題，耳朵的重聽、耳鳴，都是腎在掌控。

　　尤其是二陰的部分，會讓大小便失常，就是腎氣已經衰弱的現象。精神的表現就是容易驚慌恐懼，不容易放鬆，久而久之，人不容易維持強健的體質、體態。要如何補腎？下午的酉時，五點到七點，太陽要下山的時刻，這個時間要吃一些熱的食物，腎喜歡熱飲、喝湯，孩子體力不夠好、精神不夠好，燉雞湯、鴨湯、大骨湯或魚湯，利用酉時喝下，身體就溫補了，到身體裡產生「精」，精神、生命就越強健。

　　水是生命的母體，五行當中最為重要的，有水才有木，生命才會滋長，才能生萬物，木再生火，火再生土，土再生金，金再生水。一切的能量物質收藏在水中，熬燉食物就是把營養素收藏在水裡，經常飲用就能溫補身體，這是秘訣之所在。

　　透過火熬燉，將精華融入水中，水藏了精，就能化為氣，運送全身，人就不容易掉頭髮、頭髮變白，或是變得墮落，如果孩子從小頭髮就有變白的現象，就表示精氣神不足，趕緊喝一些燉煮的湯，還會發現頭髮開始活躍的生長，人氣足、皮膚也很好、有水分，比較不會乾燥，才是真正的健康。

　　常聽說保養腎不適合吃過多的鹽，但是鹽是元氣的象徵，任何食物裡如果沒有鹽去提振食物能量是很可惜的，重點是用哪一種鹽比較好。海鹽容易受到污染，並不適合飲食；岩鹽比較清爽，吃岩鹽而且不煮不烹調，最後才加，不要經過高溫，容易把食物的精華變成氣，食物吃起來也特別

舒服，請試試岩鹽。

腎經一旦強化，全面帶動身體的其他器官。腎除了連結後腰的腎之外，第一個連結的地方就是心包經的膻中穴，任脈管轄，卻直接貫穿心包經，在膻中直接產生氣，胸就開啟了，呼吸就能夠深層，人就會越開心，腎也更不容易虛弱、變寒，人就更健康。

胸悶的另一個象徵，就是腎虛、腎寒開始了，而不是從腰判斷，腰只能告訴我們最近過勞了，不見得有虛、寒的問題，但是胸悶就代表虛了、無力了。提供一個處方：鹽加薑，先把薑烤一烤、煎一煎，用來泡茶，再加一點鹽，人馬上感覺很有活力，身體有溫度之後，可以滋養全身，而且可以祛寒、溫胃，也讓肩頸痠痛、胸悶、腰痠背痛都可以改善很多，老年

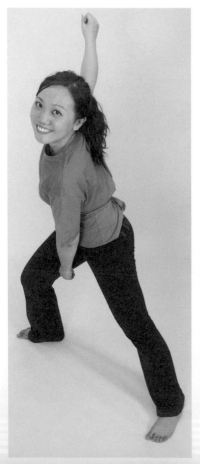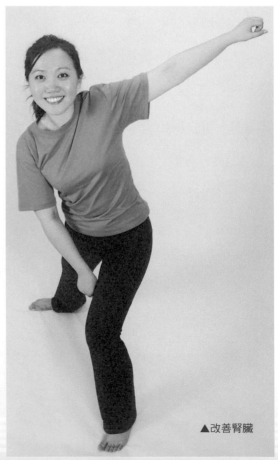

▲改善腎臟

人多吃薑，對身體幫助很大。

學生常問，為了保護腎臟，是不是要注意房事，因為腎主生殖，房事會不會影響到未來的健康？房事是否過度不是身體好壞關鍵，而是房事完如何養腎。只要房事完後覺得腿部緊繃、痙攣無力、沒有精神、頭部暈眩，甚至盜汗，造成不舉、性冷感、情緒不穩定、陽器容易亢奮但隨即陽痿請打腎經吧！順便一提，其實性生活需要的不是時間長短，而是感覺，只要在陰道來回十至十五次以上射精就算是正常男人。

如何改善腎臟？兩腿打開大於肩，開始振動大腿，把人腿的力恢復，再拍打後腎，精氣神仍然可以維持、恢復。打腎經之前，建議先振動胃經，先調整「土」，再強健腎水，效果更好。

經常腰痠背痛，尤其是早上起床的腰痠，就是腎臟開始虛了，請多照白色陽光。白色是代表所有顏色的融合，就像陽光，人本身就是光源，當光源越強氣場就越強，人的修行、境界就越高、氣越充足，精氣神越來越高，腎氣越來越好，自然不會頭髮稀疏、氣弱。

調氣時，空間越廣就是清色或白色的概念，空間越小就是暗、黑，當人處在空間越大的地方，腎經越不容易產生驚慌恐懼，氣場更容易運行，白在哪裡？在大自然。人死亡之後的氣，最好是與大自然在一起，而不是與棺木在一起，人常常放在棺木裡，所以總是有很多的恐懼，如何能夠與天、與地一體，讓星空成為你的點綴，不是很開心嗎？不是很快樂嗎？

打腎經、劈腿的時候別忘了，在一個陽光強烈的環境之下打腎氣是最好的，日正當中的陽光是最強的，直接兩腿打開，強腰固精、補益腎氣、補充鈣質、強化骨骼，在陽光底下振動效果最好，可以增加有機體，以及骨骼對鈣的吸收，預防骨質疏鬆，這是最好的養生之道。

寬廣的地方、空間越大的地方，身心越安頓、祥和，寬廣指的不是

外在而是內心，如何讓自己與所有的人可以連結，與在座所有人做朋友，跟全世界的人做朋友，個人與世界連結、家庭與家庭連結、家族與家族連結，就是世界一家，連結的越多，身心越協調，生命的格局越寬廣，腎氣也永遠保持強健，生命也因此長壽、健康。反過來，如果越來越封閉，把自己越弄越小、處在灰暗、暗沈裡閉門造車，每天吃黑芝麻、黑木耳食物，並不會越來越開心。

　　多曬太陽，在白色的環境，很大的空間裡面，打入身體的腎經，能夠讓你的空間也跟陽光一樣的熱，釋放出白色的光芒，帶給全世界的人看到你一樣的有精氣神，身心靈達到身心喜悅。

　　相信你的神，有了打腎經的方法後，一定會獲得很多心境的舒暢與快樂。

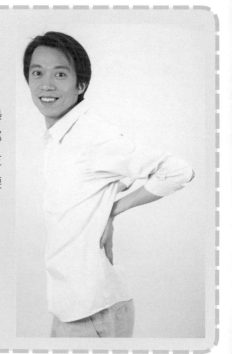

Mars老師叮嚀：
腎臟最怕冷的現象，打完腎經後，用掌跟搓熱腰腎，先用左手掌跟旋轉搓熱左腎，並且臀部微微為向左移，邊操作邊吸氣，吐氣換邊，左右交叉，左右各六次，建議2瓦。對於晚上腰痠背痛或是頻尿效果很好。

第32講　打對膽經學

現代人的膽經不容易打好，也不容易打對，

如果能夠打對膽經，可以看見的是粉色系，尤其是粉紅色。

粉紅色的頻率會讓身體達到膽經的放鬆，

喜歡粉紅色的人，身材也比較趨向標緻，

相同的，身材越標緻的人越喜歡穿粉紅色系。

我們發現現代人只要肚子很大的人，或是身材扭曲變形的人、肚子臃腫的人，不論是上腹、中腹、下腹，大致都與膽經有關。

尤其是肚子隱藏著人的膽識、魄力，當一個人的膽識、魄力、氣場越強的時候，肚子是鏗鏘有力的，如果吃的過多、飲食過量的時候，能量過多無法代謝掉時，肚子所積壓的垃圾，就會造成往後早上起床時口渴、口苦，久而久之便容易破洞，生「口瘡」，臉色會越來越黃、暗沈，沒有了光澤，所以中醫裡非常的重視膽經的清熱，讓身體的濁氣能夠清除，將濁氣下降並且代謝掉，如果代謝不掉、往上竄升，內熱凝聚之後，口腔就會潰爛。

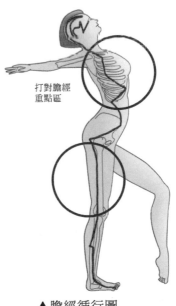

打對膽經
重點區

▲膽經循行圖

如同肝經的功能，膽經的熱必須能夠疏洩，肝與膽相繫，疏通膽也幫

助肝臟，同時清雅飲食能夠達到身體的清熱。通常沒有養成清靜的生活，身體的灼熱就容易往上走，遍佈身體兩側的膽經就會產生偏頭痛，人因此常常昏昏欲睡，頭腦不是很清楚，漸漸的脾氣變得暴躁，容易不高興、不開心。

人常說十一臟取決於膽經，膽乃奇恒之腑，既有秘藏精氣，滋養全身又有六腑的傳化功能。膽乃清淨之腑，對脾的運化、肝的疏洩、肺的宣發肅降、心的血脈、腎的骨均有一定的影響。在臨床應用中應該強調膽經對其他臟腑的作用，但又不可誇大其作用，我們謹慎研究膽經否能關係到身體的清涼、清靜，發現膽經打通，人才會清新、容易開心，所以膽經也與失眠有相對的關連。

很多人身體的火一直無法洩除、釋放掉，主要是飲食的過程裡，熱積壓在腹腔沒有辦法往下代謝掉，所以就開始往上，口腔因此產生異味，嚴重者口腔產生潰爛，再嚴重者開始有頭痛、失眠，再往上之後頭部兩邊的頭髮就會變白，脾氣越來越不好。

傳統中醫研究者都會鼓勵現代人，晚上十一點到一點是很好的睡眠時間，問題是地球在這個時間的磁場是非常波動的，很少人可以在這麼混亂時間，能完整深度睡眠或放鬆的情況下熟睡，沒有放鬆的睡眠，效果反而

▼疏洩膽經的熱

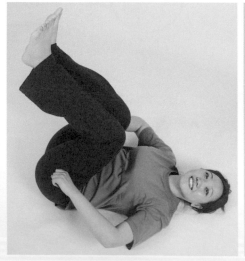
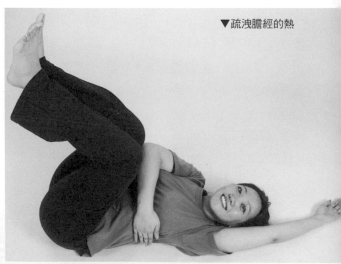

不是很好，長久強迫自己在子時入睡，體力會明顯下降，白天注意力不易集中，另外也容易變得浮躁易怒，形成惡性循環。

要如何打對膽經？很多人打膽經的時候都是站著打，應該要躺著打，兩腿併攏彎曲九十度，拉高到兩拇指對準肚臍，再修打大腿的兩側，接著再拍打身側，全部打完後深呼吸並且吐氣之後，會發現到頭清涼了，腹部也容易消瘦下來，人不容易有口腔異味。

這種洩火的方法，必須要十分舒適的仰躺著打，讓自己的心理、身體完全沒有壓力，完完全全、徹徹底底的放鬆著。接著想像，自己仰躺在長滿了綠草，每一根草都是柔柔軟軟的，天上陽光普照著，天上是藍色的晴空，身心是那麼的舒適喜悅，才能夠讓膽汁清澈，身體的氣血充盈，幫助飲食消化，避免虛火上升。

同時多穿著粉紅色的衣物，膽經的膽氣會更加的順暢，心開始覺醒了。

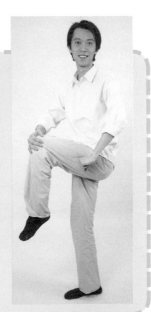

Mars老師叮嚀：

必須練習鷹拳振動。一般練習膽經時會發現腿部不容易抬高，一方面會沒有辦法打到骨縫的膽經，一方面腿部拉高可以幫助膽經血液向上循環流動，腿壓高，腦壓也會增加變高，幫助血液快速回流，對於腦部放鬆效果比較快，打左邊放鬆右邊腦部壓力，交叉操作。振動時一手掌心抱住膝蓋，另一手由臀部一直打到膝蓋附近，單邊一分鐘，連續操作三回，建議3～5瓦。也可以間接改善肩膀壓力。

第33講　打對小腸學

打對小腸經會看見的是橘色，尤其是柳橙的顏色，

這個顏色會促進我們的吸收，小腸充分的吸收才能夠化成血液，

柳橙的顏色讓身體容易產生熱能的轉換、幫助吸收，

這個顏色還可以幫助我們放鬆，

並且維持皮膚的緊實、緊繃度。

小腸經若很弱的情況下，表現出來的就是皮膚的鬆垮、皺紋變多，很多人一旦小腸經的收縮功能無力，吸收能力變差，腸蠕動變差、腸子容易脹痛，人很容易疲倦，會讓人頭暈，心慌氣短。宣印學派也發現到很多人的身體不容易流汗，是因為小腸經的運化功能失調了，所以導致身體不容易流汗，越不容易流汗，皮膚越乾

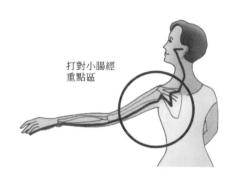

打對小腸經
重點區

▲小腸經循行圖

燥，小腸變得比較沒有活力、功能變弱，接著人的五官就容易下垂，脖子容易產生鬆垮，臉部就顯得沒有亮度、沒有光澤。小腸經需要常常給予活力，所以橘色的能量就可以強化小腸經機能。

小腸經是手部最下端的陽經，經過頸部、肩胛後方、臉部。從整條經絡來看，女性必須特別重視這條脈絡，因為女生如果常常工作過勞，例如做家事、抱小孩、洗衣服，通常用力時都會使用到手臂、肩胛後方到

臉部，脈絡就能容易產生拉扯，人就容易頭暈、頭痛，甚至有時候會產生耳朵的重聽、容易落枕、脖子僵化，因此工作過度、過勞，最後造成的脖子僵硬、五十肩、耳鳴，或是眼睛的痠澀、疲勞，都是頸肩拉扯所導致。

　　飲食上建議「一頓飯，七分飽」與仔細地咀嚼食物，一口至少嚼三十次以上，每頓飯至少半小時，因為長壽先從「慢食」開始。不要長期飲食過量，會使大腦中的神經通道遭到阻塞，造成小腸的負擔過重，慢慢變成蠕動力下降，接著影響到心臟，小腸的吸收仰賴的是心臟給予的動能，心與小腸是一體、無法切割。如果心臟無力，小腸就無法吸收，人就會變得蒼白，臉色不紅潤。

　　　　　　　要打對小腸經，就是要學會轉身的修打，旋轉的時候肩膀要甩肩，修打的手臂要貼到另外一邊的耳朵，旋轉才可以幫助小腸經拉開不會粘黏，並且帶動心

▲改善小腸粘黏

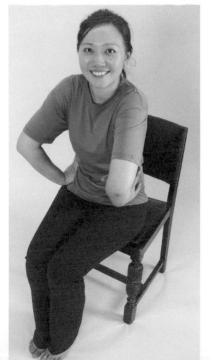

◀增加心臟動能

臟，振動完臉部有紅紅熱熱的感覺就對了。

　　修打完後建議坐下來調調氣，練習手肘與手肘能夠相碰，甚至手肘與手肘的擠壓運動，可以強化心氣，增加心臟的動能。每週至少打對小腸經三次，每次至少三十分鐘，每次打小腸經時，心跳率能達一百三十次／分以上，感覺精神特別好，好像吃飽飯睡了長長的一覺一樣。你可以試試看！

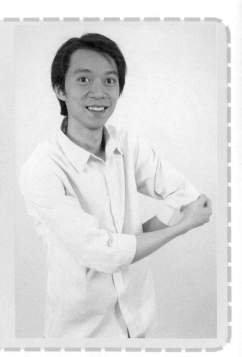

Mars老師叮嚀：
振動完小腸經必須練習伸展肩窩區。手背靠住腰部，手肘向內扳動（可用另一手輔助），壓到肩窩產生痠感，對以後的頸部保持放鬆，不痠就放鬆了，建議3瓦。

第34講　打對三焦學

> 打對這條脈絡，喜歡看到的顏色是土耳其藍，
>
> 微帶青色，是非常浪漫、放鬆的顏色，也是一種度假的顏色。
>
> 這種顏色讓一個人身心達到度假的頻率、放鬆的頻率，
>
> 深層的放鬆。

身體的每一個臟腑都會釋放出一種頻率，這些頻率最後都會與三焦經形成共振波。

三焦經在手臂上位於手三陽的中間部位，又聯繫到頭部，三焦經經過耳後而到頭部，同時又串連到胸腹的上焦、中焦、下焦，在運行的過程裡隨著氣脈流動，涉及到呼吸系統、消化系統、代謝系統，如果三焦經沒有足夠的放鬆，這些系統就不能產生共振頻率。

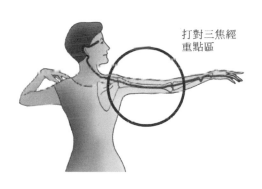

打對三焦經
重點區

▲三焦經循行圖

土耳其藍所呈現如海洋的波動，是非常放鬆的，乾淨的海域讓人感到非常的舒適。一個人如果在練習內功，為什麼容易走火入魔，是因為練習過程沒有達到放鬆，很容易在練習過程產生血壓異常偏高，氣就容易煞到頭部，而影響到腦神經，久而久之頭部的火氣就很高，這就是為什麼常常看到很多練功練到頭部發白，這就代表三焦經的脈絡僵化不通了。

　　建議氣功老師、練功者，可以透過土耳其藍幫助人放鬆精神再練功。因為練功時不放鬆全身會濕熱，大汗淋漓。出現這種症狀主要原因還是由於身體不放鬆，精神緊張，雜念太多，致使心情急躁引起的，欲速則不達，放鬆了呼吸自然了，心靜自然涼了。

　　三焦經必須處於不溫不火的狀態，讓五臟六腑維持固定的溫度，大約36.5到37℃之間，也就是身體的體溫，象徵身體的循環是否處在最棒的狀態，可以讓心臟最輕鬆、頭腦運轉最放鬆，消化、代謝、排便、排尿很輕鬆，是人體最舒服的溫度。

　　人體有時候會過冷，有時候會過熱，這時候我們的身體都必須調整。中醫裡非常重視亥時，也就是晚上九點到十一點，身體希望能夠獲得休息，但是多數人好像更不容易放鬆入睡，反而對身體更糟。

　　三焦經的時間是非常好的放鬆時刻，能夠調節自己的身體，適度的透過水療來調整身體是蠻好的，水療就是利用海洋的概念，如果身體上有點偏冷，可以把溫度拉高，沖一點熱水，如果身體偏熱，可以用低於體溫的冷水操作，身體調整完再靜坐一下、清心一下，這對身體循環的幫助更大。

　　三焦經不屬於任何一個臟或腑，是將所有臟腑統合成一體，當人希望達到如《黃帝內經》所談天人合一的境界，三焦經是重要的關鍵。身體的屬性、規律、結構都與三焦經有關連。

　　簡單的說，天地大環境叫做大宇宙，人體叫做小宇宙，也是生命的本體，談的就是溫度的觀念，當人處在天體內舒適的溫度下，身體的氣場就會非常的溫潤，自然而然就會產生磁場的相映。如何透過天地的磁場調節身體的磁場，必須透過三焦經達到標準的調整，所以我們非常重視水療，透過水療，讓天體與人體的生命體磁場能量彼此間在不同空間環境下達到

平衡，如果可以透過水的振動效果更好。

打對三焦經必須先採跪坐姿，先跪著幫助血液的上流，這也是為什麼很多種族面對天地，自然會採跪姿。跪為什麼會產生天地的相映，比方說拜神、禮佛都採跪姿，就是要讓身體接到地氣，產生天與地的相映，尤其此時的振動有助於肩膀的放鬆、身體輕盈、磁場整合。

跪著振動三焦經，有莫名的靈動與效果。如果跪姿加上藍天水療，同時拍打三焦經，效果特別的好，而且容易幫助身心達到一體與內外相映法則的融合。

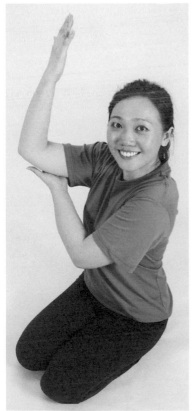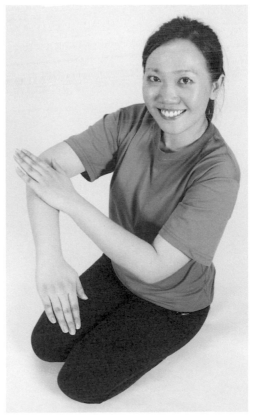

▲跪姿引動三焦經

Mars老師叮嚀：

平日覺得肩膀緊繃時，手插腰，手肘向前傾，用掌心拍打到熱，是平日養生的好方法。

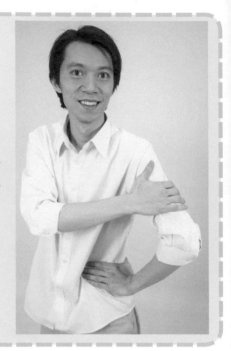

第35講　打對胃經學

打對胃經所凝聚的力量是屬於深黃色，接近咖啡，

最能夠表現其後天水穀精氣的顏色，

一個人的生存之本在於後天能不能吸收五穀雜糧，

或是五果、五獸，這種後天的能量體統合在一起就是深黃色，

這樣的顏色會幫助人胃部的蠕動。

飲食的過程，如果食材經過烹烤，烤出深黃色，會發現胃口容易大開，胃的消化能力會更順暢，如果太黑、太白、太黃都不好，都會產生過度的刺激，胃火容易過高，深黃色有助於胃經的暢通。

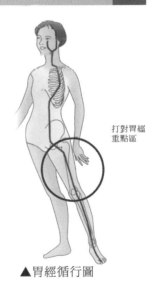

打對胃經
重點區

飲食當中最重要的是有沒有胃口，沒有胃口，代表現在的身體需要被調整，在經絡學當中相當重視胃經的重要性，我們常說的「元氣」，並不一定是屬於腎的概念（先天之氣），事實上「元氣」也可以談的是後天之氣，透過五穀雜糧、飲食幫助我們。

▲胃經循行圖

很多人吃了很多所謂的健康食品，比方說維生素、蛋白質，這些東西如果是在沒有胃口的情形下，所有的食物進到體內，不見得會轉換成身體上所需要的維生素、蛋白質或礦物質，反過來有可能形成身體上的負擔。

151

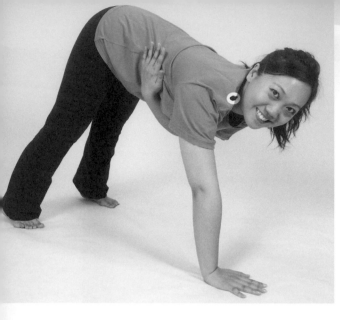

一個人如果能夠胃口大開，身體是不容易生病的，即使生病也很容易痊癒，但是人只要胃口不好就容易生病，而且病不容易好，因此後天胃氣的影響大過於先天，如何提升胃氣顯得格外重要。

病人之所以被稱為「病」人，就是因為沒有了胃氣，沒有了胃口，這樣的慢性病，怎麼醫都醫不好；胃口不好時，容易產生抗體的下降，也是容易生病的主因，甚至病人只要胃口下降，病情更容易惡化。

特別注意癌症朋友最近的胃口，就必須想盡辦法讓他胃口改善，而只要打完胃經，人的胃口就特別的好，只要胃口好，癌症就容易控制住了，人因有胃氣而生，沒有了胃氣就會死亡；胃口一旦封閉，人的口就會糾結在一起，人就失去了動能，身體的調節能力就會下降。

人的動能來自於燃料，一旦沒有燃料進入，人開始沒有氣、沒有生命力，身體開始不容易產生氣的流動，血液開始會停滯，體內開始容易產生病變，從淤血變成硬塊，從硬塊變成腫瘤，從腫瘤就會變成癌症，所以從初期癌→中期癌→末期癌，可惜一般人早期是很少願意打經絡拳，都是在中西藥治療下已威脅生命，胃經不通、骨瘦如柴，在不得已的情況下試試經絡拳，人還沒打就死亡了。

胃經的時間點在辰時，早上的七點到九點，我們建議，此時特別強化胃經的振動拍打，效果很好，讓身體有動能、活力。

胃經在人的一天中是很重要的能量，人之所以特別有力氣，先決條件

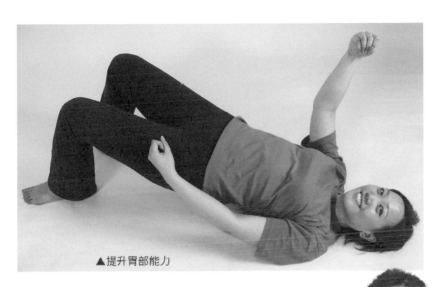

▲提升胃部能力

就是「不能有脹氣」，一脹氣人就沒力氣，沒力氣人
就開始疲勞、容易抽筋，身體沒力氣、開始痙攣了，
人越來越弱，疲倦讓人肌肉產生僵化、硬化。胃經的
關鍵就是如何讓胃不要疲倦，途徑就是要打對胃
經。

　　修打胃經的時候難度很高，躺著的時候臀
部要抬高，坐著打的效果最差，坐著打可以
改善腰背，幫助胃放鬆，但是如果可以躺著打
又提臀，可以提升胃的運轉能力、運化能力、
消化能力，整個消化的效能會加快、加速；
如果是高跪姿的振動，效果比站著修打

▶幫助腸胃消化

好。

　　很多人提到飯後走走路，是不是對消化有幫助，學派發現並不是這樣，反而是飯後常走路，容易造成胃部的下垂；飯後如果能坐著打打胃經，或是能夠躺著把臀部抬高振動胃經，會發現身體熱起來、輕鬆起來，而且腿會變輕，就代表血液容易集中在胃部，幫助胃腸的消化。

　　在烹飪的過程，如果可以讓食材帶有深黃色的，胃口容易大開，例如咖哩的顏色或是咖哩的味道，胃口就會非常好、食慾大開，對身體疲勞的消除有很大的幫助。

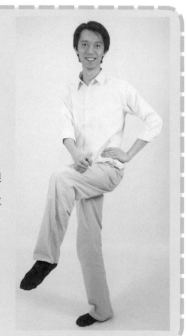

Mars老師叮嚀：
一手插腰，一手振動時必須高舉過肩，三十秒後換
腿操作。這是有效訓練腰腿力量的方法，避免往後
成為坐骨神經問題的族群。

第36講 打對大腸學

打對大腸經，很容易看見藍色，對於排便有助益，

天空藍、宇宙藍有清涼、清淨的感覺，

會幫助體內排掉堆積已久的宿便，

清澈、清爽的藍色系，

可以幫助腸部代謝垃圾，

最重要的是懂得多喝水，

促進排便的功能，

當然腹部的經帶振動、拍打效果很不錯。

大腸經不通形成蠕動緩慢或較快或快慢交替出現，容易得大腸激躁症，是一種腸道異常的疾病，其症狀可包含腹痛、脹氣、腹脹、解便不完全的感覺。接下來我們一起認識大腸經。

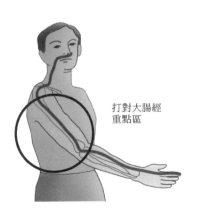

打對大腸經
重點區

大腸經是手臂的第一條陽經，在手部的外側，我們常常會特別在意這條脈絡會走到口腔、鼻子的另一邊，可能與鼻塞、流鼻水有關，但是宣印學派要提醒大家，大腸經面對的最大麻煩是人一天要吃三餐，這對大腸是個負擔。

▲大腸經循行圖

宣印建議現代人一天吃兩餐就好，為什麼？

因為大腸處於消化系統的最末端，是手臂的第一條經，但是在臟腑裡是屬於最基層的、最底部的，從S腸到直腸，是最末段的臟腑，同時連結到最上端的氣口——鼻腔。

如果現代人運動量不夠，氣就不夠，脾胃也變得比較弱，再加上飲食過多，人就容易勞累，所以建議超過六十五歲的老年人，一天只要吃兩餐就好。

只吃兩餐，比較不容易發生心臟的衰弱，老年人最怕的就是心臟的衰弱，產生過勞，人老化之後的大小便功能原本就是偏弱，如果飲食有過多、過量，就很容易造成大腸阻塞、病變，吃過多、累積過多，人更容易老化，精神容易委靡，經絡易阻塞，血液濃度就會變高、變稠，血管更容易栓塞。

很多學生也會問道：「老師，是不是多吃蔬菜，不吃肉類就可以改善？」千萬不要有這種想法，飲食之道一定要講均衡，纖維質能幫助大腸功能，但是如果一直都吃青菜，人會罹患的疾病將更加麻煩，例如：三酸甘油脂裡面有很多的成分來自於蔬菜，吃過多蔬菜，就容易造成體內的三酸甘油脂濃度過高，所以不是多吃青菜身體一定比較好，均衡才是最重要，否則天地之間為什麼會有五穀雜糧，提醒大家要保有這樣的觀念，才是正確的。

通常大腸經比較容易產生燥熱，因為吃了很多的食物，如果腸部沒有蠕動，就會積壓在體內很久，排便變得惡臭，身體變得有沈重感、笨重感，所以市面上很流行「清腸」，例如最簡單的方法就是早上起床的時候，先喝一杯300cc溫水，幫助腸部的蠕動。

早上的五點到七點，是大腸排便的重要時辰，建議此時不要喝冰冷的、要喝溫熱的，對於腸道的代謝是有幫助的，如果吃冰的東西以後就很

容易拉肚子，長久下來腸部會冷，大小便的機能會變得混亂，建議大家一定要懂得養成喝溫熱的湯、溫熱的飲食的習慣會更好。

如何打對大腸經？首先要「高肩膀」，也就是振動時手要比肩來得高，頭往天空看，鼻腔就容易清涼，體內的氣可以輕鬆的產生往下壓的力量，就可以幫助排便正常，體內不會燥熱，這是修打大腸經的秘訣。

打的同時也可以把手臂比較僵硬部位釋放掉，自然而然帶動肩膀也放鬆了，鼻子的鼻塞、過敏也會改善很多。

打對大腸經不論用龍拳、虎拳、鳳拳都可以，甚至鷹拳也可以，若能在藍色的浴室裡打大腸經，能輕鬆幫你清晨起床後排出渣滓，讓新鮮血液佈滿全身器官與組織系統。

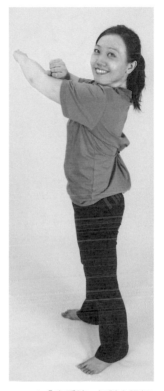

▲「高肩膀」打對大腸經

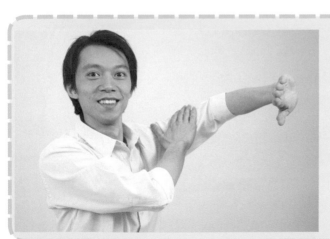

Mars老師叮嚀：
大腸經振動完，練習抬手高於肩，用掌拍輕拍，左右各三十秒，有助於改善手臂的僵硬，建議3瓦。

第37講　打對膀胱學

膀胱經，打對的時候，

你會看到的顏色是寧靜海的銀色天空，亮銀色。

亮銀色，對銀髮族與高齡上班族有健康幫助，

亮銀色，同時有革命纖瘦身材的新價值，

亮銀色，也有耀眼閃亮我們的臉色。

膀胱經在人體的脈絡中特別重要，在中醫學屬於太陽經，有如太陽光一樣很亮。

人在陽光之下做日光浴，人的膀胱經特別強、特別旺，有很多人的後背緊繃、小腿重，事實上都是因為沒有接受陽光，都穿太暗的顏色，或常待在太暗的地方，沒有陽光照射，變得不容易放鬆，陽光照射在人的身體上，雖然是黑的，但是人很特別，會產生一種能量，身體上不容易痠痛。

打對膀胱經
重點區

▲膀胱經循行圖

膀胱經分佈了整個後背，是前方五臟六腑的反射區，如果經常會產生後背、腰部的痠痛，就是因為陽光色不夠，所以我們建議你穿亮銀色，每個人看到這個顏色會特別輕鬆，是因為它會消除身體上的疼痛，或是氣不足的時候也可以運用這個顏色。

　　宣印學派花了十幾年的臨床研究，發現很多人學了經絡拳之後不容易感冒，主要是因為他們打到了膀胱經，因為膀胱經治療感冒是權威中的權威。

　　膀胱經是一條身體散熱的脈絡，人透過了陽光的熱，它會幫助我們解除表熱、內熱，因為它會清熱，人會清涼，就不容易感冒，很多人在感冒的時候打膀胱經，會發現身體不容易發熱。人的身體只有內熱的時候，全身容易痠痛，還有一些人後背會有寒冷的感覺，就是膀胱經的氣不足，一冷起來就容易腰腿痠痛、肌肉痠痛，四肢、全身都容易冷，這個時候只要照射整個後背膀胱經，整個身體就會暖起來。

　　這就是為什麼世界上按摩的體系裡常常特別按摩後背，但是從學派的研究，要特別強調，後背越按摩，體內越容易「過熱卻不容易散出」。後背越按摩，氣血越容易停留在膀胱經的表層，只有振盪、拍打，才能把氣血送達到五臟六腑，身體才會真正溫暖、暢通。

　　很多人按摩成習慣之後，只要去上個廁所，會發現身體抖一下，就是體內過冷了，常常按摩完之後的身體都冷冷的，因為部分的腎氣被洩掉了，尤其是腳底按摩，同時涉及了膀胱經與腎經，腎氣更容易耗損，人的氣脈一旦常常消耗變得不足時，膀胱經就會過於「寒冷」，有一個最大的壞處就是不容易入睡，就寢的時候人不容易心平氣和，所以容易做噩夢，久而久之會一直打哈欠，因為睡不好，不能深睡而且會做噩夢，所以要常常拍打過膀胱經，人的睡眠是深層的，非常容易放鬆。

　　一個非常重要的觀念，如果把膀胱經打得好，人就不容易有「小毛病」，幾乎可以完全遠離感冒，人的陽氣也比較足夠，不會常常氣不足、流鼻水。很多幫助別人的經絡拳志工，如果常常陽光沒有照射到後背，身體過冷，久了身體陽氣不足，所以經常會有流鼻水、過敏，而且容易感冒，氣脈一不足，肌肉就容易發生僵化，久而久之人會收縮往前傾，這時

候就要趕快「打對膀胱經」。

　　如何打對？首先要微蹲、蹲馬步，最好的方式是在陽光底下修打膀胱經，用陽光照射督脈、膀胱經，再修打到後背發熱、溫暖起來，從腰部一節一節熱起來，一節一節的放鬆，會發現睡意不見了、感冒不見了、全身冰冷不見了，身體溫熱起來，而且全身氣血暢流，排尿特別多，整個人會變得很有精神。

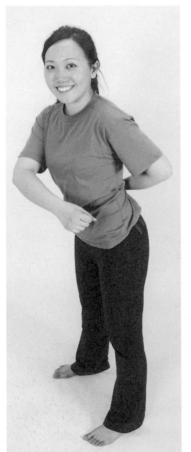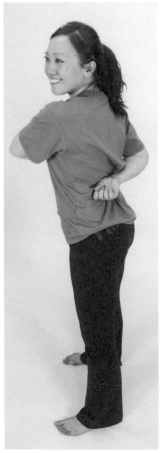

▲修打後背補陽氣

　　膀胱經的時辰在申時，下午的三點到五點之間，是太陽下山的時刻，這個時候的陽光照射是非常的溫熱，而且氣場也特別的強，也可以利用早上的五點到七點，陽光的能量也非常的好，可以鞏固腎臟、膀胱，延年益壽。

　　修打膀胱經的時候有一個小小的秘訣，人微蹲之後，舌頭抵住上齒齦，牙齒微微的咬合緊閉，人的氣能夠停在體內，收縮肛門，封住上氣（牙齒）下氣（肛門），振動後背，此時的氣可以流動全身，眼睛就會明亮，精神也會特別好。

　　膀胱經與腎經是表裡關係，所以當腎臟的相關問題久治不癒，利用膀胱經的振盪，也可以慢慢的改善腎臟功能，腎經的氣脈也會越來越好。這是條最佳散熱的經絡，若家中有人高燒不退，可試試在亮銀色的環境裡，打打膀胱經增加免疫能力。

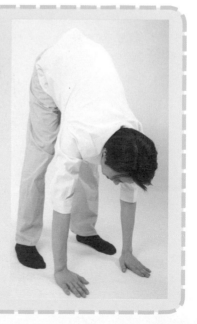

Mars老師叮嚀：
膀胱經振動完，身體下彎，膝蓋盡量打直，氣動兩分鐘，幫助全身的放鬆，維持經脈的暢通。

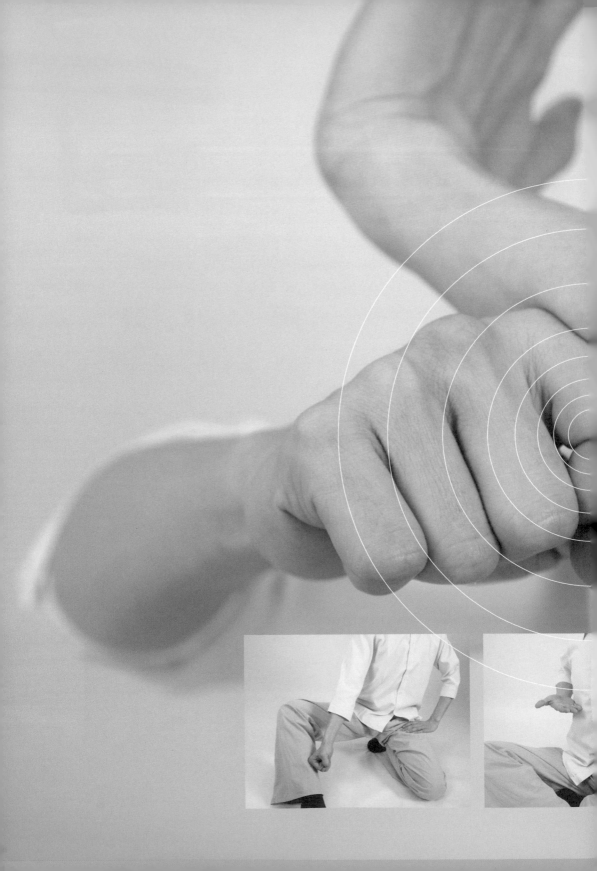

PART 3

不生病手法

身體裡面共有206塊骨頭，骨頭支撐起我們的身體，
經絡不通會造成肌腱、肌肉退化，骨骼容易疏鬆，
經絡在骨骼及肌肉中間，它無所不在，
Tapping振動時傳導氣血至全身，
正確的把氣灌注入骨骼，
有骨本才有健康的本錢，
透過深層的經絡的傳導，
讓身體保持良好的血液循環狀態，
經絡拳是一套縱向的養生方法。
所以不容易骨質疏鬆。

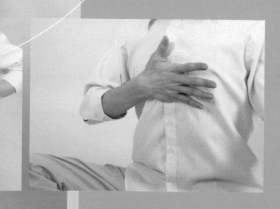

第 01 講　打的手技療法

發現唯有透過雙手不斷振動體表經絡，

才能夠達到伸肌與曲肌的肌力平衡，

消除經絡收縮的拉力現象。

如油條師父們雙手握拉麵糰兩端，

一面拍打振動增加麵糰彈性，

一面將麵糰不斷伸展拉長。

同樣的道理，

肌肉必須能夠向兩端伸展才是真正的放鬆，

如果只是一端的伸展放鬆，

拉力不但未減反而增加了。

這就是練習伸展的瑜珈法，能使肌肉放鬆但骨架未必能放鬆。

　　「手技療法」就是用手的振動技巧作用於體表經絡，「以手著力」使產生的力達到防病、關愛、保健的目的，我們將這種特定的經絡拳技巧稱為「手技療法」。工欲善其事，必先利其器，利用雙手「虛拳實握」，有「拇指在內」的握拳法，與一般常用的「拇指在外」握拳法，兩者皆可；透過雙手振動體表經絡，利用位能產生動能＋角度＋頻率＋速度＝手技療法。

　　身體透過雙手振動在經絡上產生一種無形的力量，中國醫學稱為

「氣」，西方則稱為「能量」。手技療法——打就是將氣或能量，送達體內氣或能量不足的部位，以恢復原本機能，對健康而言不只是非常重要的概念，而且是一種的確可行的實踐方法。

經絡拳運用自己的雙手，而不是使用任何身體以外的器具。用打防治身體疾病，事實上是可以替代中醫傳統的針灸療法，兩者理論完全相同，只是使用工具不同。Tapping振動用雙拳，針灸用針、艾草，目的都是將氣運送至身體各部位以防治疾病。

以一棵樹來比喻，一般的治療重點在枝葉結構或果實生長情形，如果對於深入地下的根部使不上力，這棵樹還是營養不良，只有讓根部強健，枝葉、果實和樹幹才能夠成長出壯。

任何疾病的治療或運動方式，如果只是耗損骨骼細胞壽命，對身心健康是有害無益的，如果運動促使骨骼裡的血液流至表皮層，反而造成骨骼

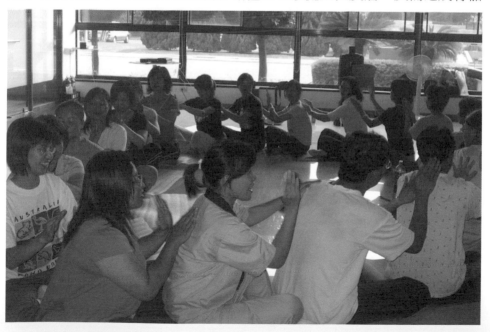

缺血而老化進而骨質疏鬆。

透過雙手不斷的振動，肌肉才能夠真正的代謝掉乳酸（疲勞物質）等廢物。肌肉緊繃僵硬導致組織鬆垮，也就是人體老化現象，年齡六十五歲以上的人，如果發現組織鬆垮，表示肌肉已經不能負荷經絡收縮的拉力作用，造成身體消氣現象，肌肉氣血越不足、身體也更沒有氣，人因而鬆垮、無力。

經過我們臨床研究證實，即使年齡六十五歲以上的人，發現肌肉緊繃僵硬部位，只要每天振動——Tapping 三千次，約5分鐘，經過3天即可增加組織60～70％的質量。肌肉緊繃僵硬只需要5分鐘振動即可達到完全放鬆，而組織鬆垮則需要21天才能夠達到相同的效果。

經過多年臨床證實，人類雙手氣的能量，約是針的200倍，居家隨時可用，而且不必擔心觸犯醫療法規，在現今醫療資源因為人為浪費而負荷沈重的時代中，經絡拳正是值得大家推廣、推薦的實用醫療保健新方法。

第02講　隨身家庭保健醫師

雙拳本身就是動能，

以動能（手）帶動位能（經穴）產生全身經絡循行（經脈），

我們稱為「經絡能量的循行」，

達到全身疾病防治、壓力釋放，

是能夠讓您帶回家、隨時隨地振動——Tapping，

也能與親友共享隨身的「家庭保健醫師」。

宣印學派找到了很好的方法，雙拳振動產生熱能，所以能夠促進血液循環，最大的好處在於降低心臟的負荷。既不是從食療、藥物著手，也不是針灸、按摩或推拿，只有「雙拳振動」能夠達到類似心臟輸出功率的效用、提供熱能。「振動——Tapping」打所產生的滲透壓，能夠將沈積於血管與肌肉組織裡的尿素、乳酸等不必要的廢物加速代謝，由此可見防止老化效果最好的方法就是Tapping。

振動——Tapping基本手技分為龍拳、虎拳、象拳、鳳拳、鶴拳、鷹拳、猴拳、豹拳、掌拍、背拍等十種拳法，拳法以動物命名，是因為牠們具有象徵東方氣場凝聚能量之涵義，是根據仿生學的概念，在自然界中人屬於動物科，動物本身有自我療癒的能力，但人會仰賴吃藥、開刀，以致於晚年受肢體控制。

人要強健，自己要當自己的醫生，這是拳法採用動物名稱的用意。當手握住氣，將能量灌入骨細胞，往下紮根，不只是在表面，以不同角度、

速度、頻率讓身體的細胞接受到能量，這是最佳的自然療癒法。

手技療法注重拳打的滲透力，把氣滲透進經絡，打氣由輕而重分為1瓦到6瓦。初學者與關懷他人用1～3瓦，不可超過4瓦。手肘彎曲＝4瓦，彎曲的弧度1瓦（0～10cm）、2瓦（10～20cm）、3瓦（20～30cm）、4瓦（30～40cm），肘打開的反作用力＝5瓦，手肘彎到極致＝6瓦。

至於如何使用才能夠將氣場送入人體內，將逐一介紹經絡拳手技的臨床應用，相信對讀者將有很大助益。經絡拳手技，將能量藉由經脈深入骨骼細胞，是現今所知體外刺激等自然療法中，最具有震撼性療效的，兼具治療與預防雙重效用，非常適合現代人學習。

透過雙手不斷的振動，保持骨骼細胞所需血液的充盈無虞，身心自然健康。經絡拳手技的原理，就是根據不同部位的深度與角度，將能量直接送達深層骨骼細胞。

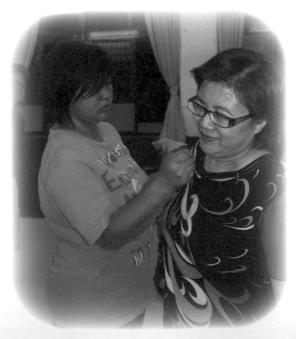

有一位遭受火燒燙傷的學員，臉部傷疤塗抹各種藥膏也不見明顯好轉，經過外科美容手術效果仍然有限，但是經過一年時間的持續拍打臉部，傷疤與黑色素沈澱情形大為改善，現今不但外觀完全復原，膚質更加柔潤而有光澤。我們建議皮膚不好、臉色欠佳等新陳代謝比較差的人，經常振動就能夠有效的加速新陳代謝，效用最迅速、效果顯著而且持

久。

雙拳振動的另一個神奇效用就是修補運動神經元（細胞），運動神經元的復原就不會造成神經阻抗。肌肉緊繃造成神經阻抗，阻滯氣血循行，會帶來肢體不協調症狀，例如：肌肉無力症、四肢的疼痛或浮腫等，都是神經出了問題、神經末梢循環不佳的結果。

運動或意外造成的外傷，在運動神經元與細胞自動修補系統連結上，振動經絡的效用遠超過其他方法，換句話說，振動經絡是修補運動神經元最快、最有效的方法。對於中風而四肢行動不便患者，或癱瘓患者，我們強烈建議振動經絡復健，往往會有遠超過想像的神奇效用。

振動經絡的兩大神奇效用，就是熱能促進循環與修補運動神經元，一方面促進新陳代謝，一方面保持肢體行動敏捷，自然能夠紓緩四肢痠痛或浮腫等症狀。對於忙碌的現代人而言，是一種簡單易學、效用最大、沒有不良副作用的好方法。

正確的振動用雙拳能夠深入體內，可以達到臟腑疾病的防治效用，建議大家至經絡拳相關課程開班地點學習，除了預防老化、延緩老化之外，對於有症狀者的自我醫療，都能夠達到疾病防治、養生保健等目的。

第03講　龍拳手技 神采飛揚

以小指與掌骨腹側為落點,直接穿透性強,手放鬆,不可太用力,1瓦即可。手中的氣虛握,虛拳實握,拇指扣在食指、中指上。

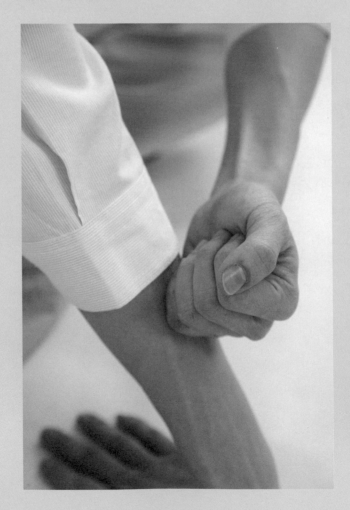

使用部位： 1.肌肉緊繃處，先放鬆。

2.一般常見穴位都可以改善。

3.怕痛區，可緩和疼痛。

4.毛髮脫落、氣血不足之處。

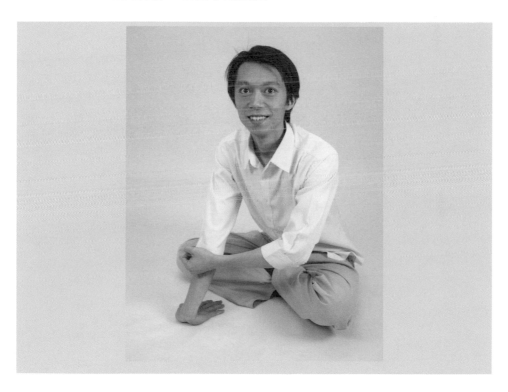

手技須知： 頻率輕快，速度平衡，不宜太快或太慢，壓力不過大。

振動頻率： 180～240次/分。

效用分析： 適用於內壓釋放，頭痛、胃痛、一切疼痛的釋放。

第04講　虎拳手技 以柔克剛

虎拳是以拇指、食指虎口區塊為落點,瞬間轉化
力量,對骨縫部位,骨頭邊緣做瞬間釋放,1瓦即
可。起點快速振動立即收回,骨縫處定位後不可
再用力,氣灌入快而深入,1～2瓦就有效果。

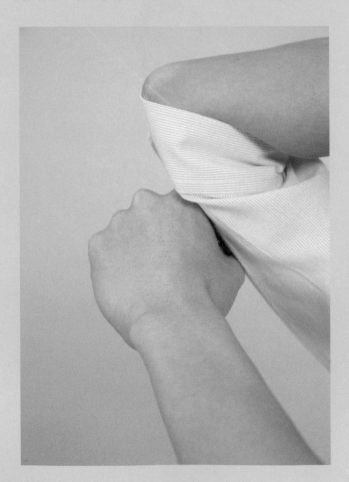

使用部位： 1.肌肉結實、體格硬。

2.骨骼痠痛，只能在上、下做處理，不可打痠痛處，深入後痠
痛改善。

3.運動傷害、運動過量後乳酸值高的人。

手技須知： 應用在陽經、痛在裡層。按下才痛之處部位。操作細節為要變
化角度，效果為佳。

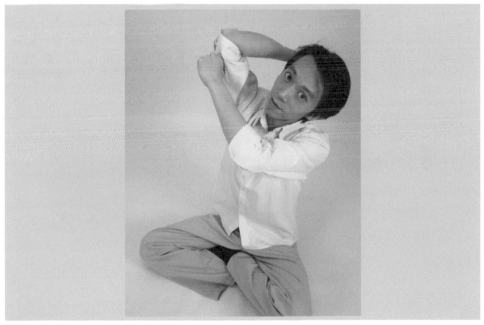

振動頻率： 120～150次/分。

效用分析： 適用於四肢冰冷、骨質弱、血流速度慢、傳導速度快、胸悶、
胃悶、氣滯現象。

第05講　鳳拳手技 鳳陽花鼓

以五指的第一指節面為落點，如打鼓般開心，透過音樂、舞蹈，快樂律動，輕柔愉快，1～3瓦。

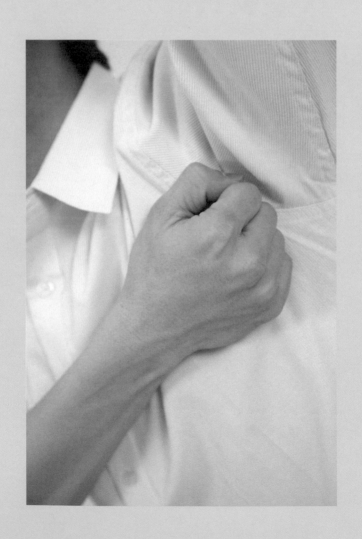

使用部位：胸脅（正、側面）、臉部（額頭、印堂）、腦側、其他。

手技須知：拳握住帶點力量集中，氣灌入才能深入，幅度快而敏捷，打出
來有響聲為佳。

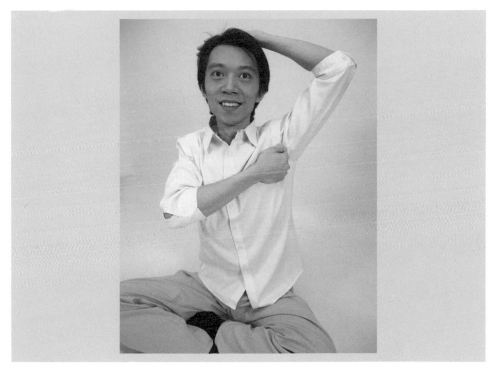

振動頻率：180～300次/分。

效用分析：適用在第一次接觸經絡拳、年長者、皮肉沒氣坍塌者、乾瘦怕
痛者、肌肉鬆垮、呼吸不順、胸悶、心臟病患者。

第06講　象拳手技 福至神靈

以四指第二指節為落點，類似撞門、撞鐘，振動的感覺。5～6瓦。

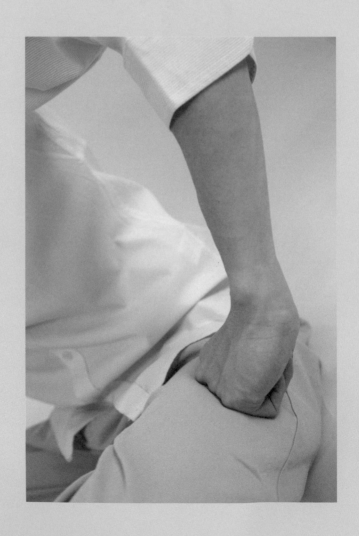

使用部位：臀部、大腿內側、小腿肚、肌肉肥厚、脂肪多的緊繃處、其他。

手技須知：拳虎握撞擊面旋轉，拋物線的原理，意念集中在處理點，遠距離振動，氣才能灌入。

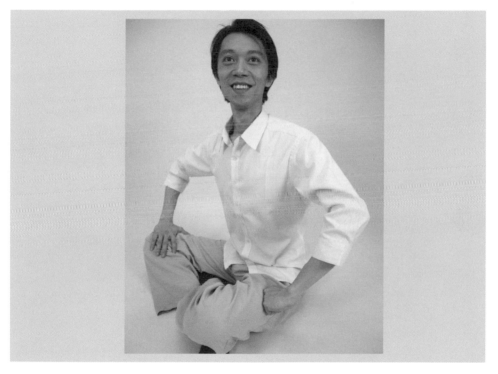

振動頻率：100～120次/分。

效用分析：適用於不怕痛、精神緊繃、脾氣暴躁者。

第07講 鶴拳手技 仙鶴亮翅

掌刀輕快平穩柔和，手掌腹或手刀背振動經絡，
火車律動有節拍，身體左右律動方式振動，效果
較好。1～2瓦。

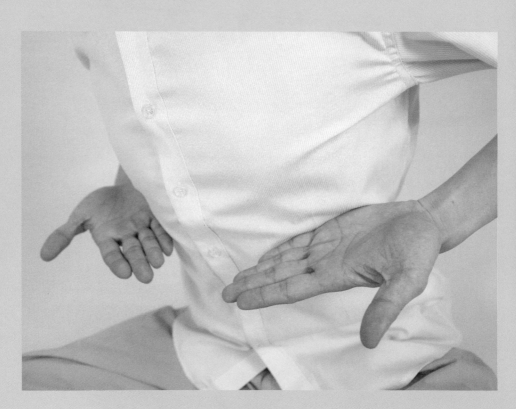

使用部位：臉部、腹部、任脈周邊、鼠蹊、大腿內側、頸肩、項部、胸脅、其他。

手技須知：肌肉伸展後，以掌刀有協調性的不要忽快、忽慢振動。

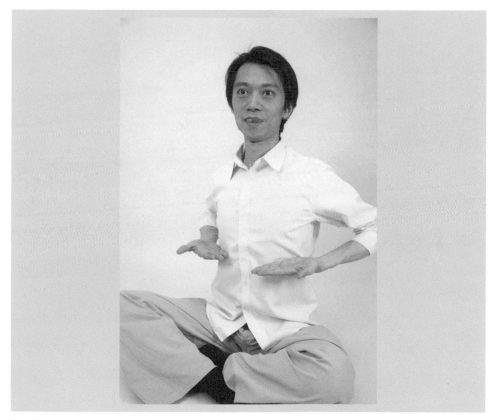

振動頻率：180～240次/分。

效用分析：肌肉疼痛臉僵化，疏經活絡、行氣止痛，對胃脹痛、腹痛有療效。

第08講　鷹拳手技 雄鷹敏捷

是以拇指、食指虎口的角尖塊為落點，瞬間轉化
力量，滲透、深層放鬆，利用傳導作用達到肢體
的遠端、經脈遠端，氣傳導強而深入，將潛在的
濕氣、寒氣打出，處理時有麻木、觸電的感覺。
1～2瓦。

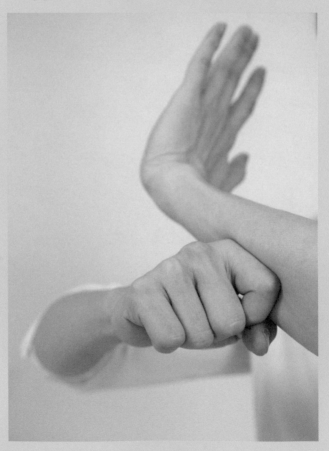

使用部位：眉骨、頭骨、百會、鎖骨關節、頜骨、手心經骨縫、小腿胃經
骨縫、膝蓋後側（委中）、其他。

手技須知：拳面積小，傳導速度較深遠。

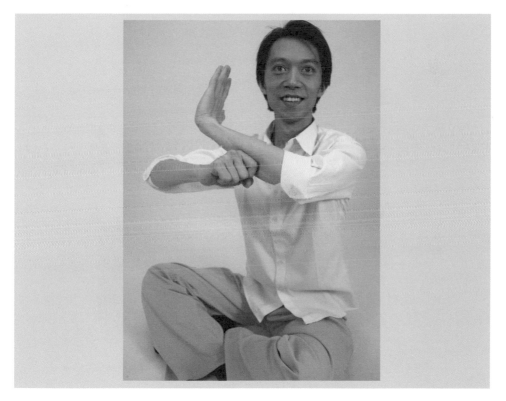

振動頻率：180～200次/分。

效用分析：活血止痛、活化關節、活血化瘀、溫潤經絡。

第09講 猴拳手技 精力充沛

以小指關節骨為落點，為瞬間爆發力的點穴手法。針對特殊穴位，壓力均勻，原地點穴8～12下，位置不移動，速度快。1瓦。

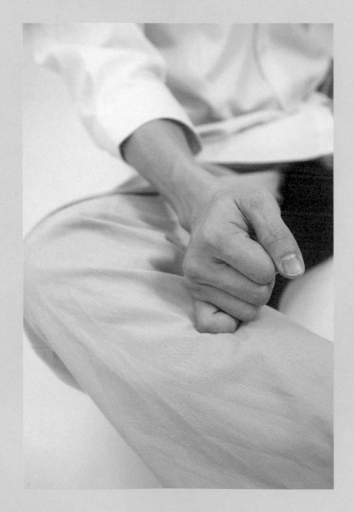

使用部位：肌腱緊實、末梢穴位、內關、關節周圍、曲澤、曲池、隆起硬塊、過度疲勞的肌肉群、氣血凝滯，手、腳不舉、其他。

手技須知：一回點穴8～12下，休息一分鐘後再繼續，連續4～8回效果佳。

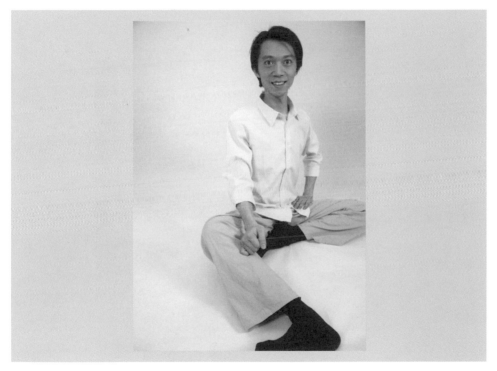

振動頻率：240～300次/分。

效用分析：癱瘓、關節扭傷、瘀傷、脈絡狹窄、沾黏處處理。可消化棄置、散淤血、止痛。

第10講 豹拳手技 動作靈活

握拳手背四指關節的角尖,瞬間爆發力,直入不停住,深入點,輕響或沉重之聲音都可,祛經絡深層的邪氣寒、濕、風、熱等。5~6瓦。

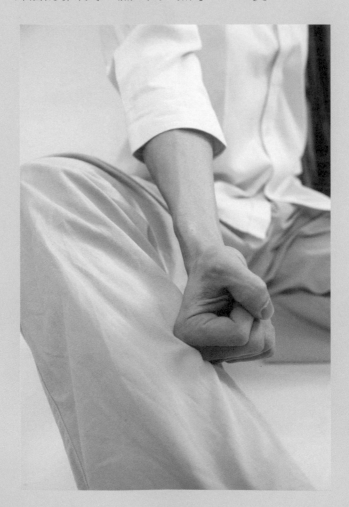

使用部位：脊椎兩旁、臀部、坐骨、肌肉充實僵硬處、大腿內、外側、其他。

手技須知：使用時定位瞬間鎖定部位，再氣動伸展，瞬間爆發力，始知有彈性，由重到輕，深入到表層，逐漸變輕。

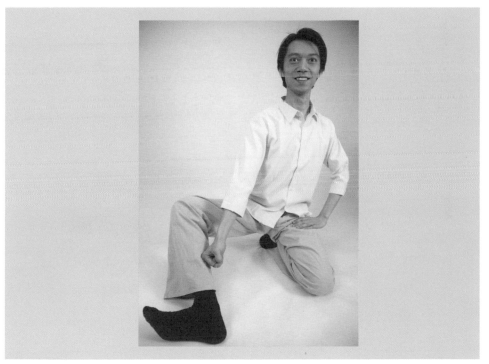

振動頻率：60～100次/分。

效用分析：肩膀僵硬、手臂外側三焦經、腋窩極泉（幾下就可）。

第11講　掌拍手技 補氣活血

掌心拍拍，表層血液末梢可以適應，疾病大都由皮膚滲入，洗澡前用鹽巴拍拍，讓皮膚發紅，祛瘀、祛寒氣，可祛邪解瘀。

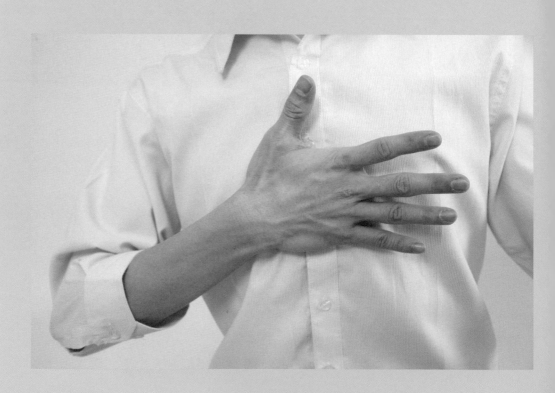

使用部位：臉、頭、頸、全身皮膚。

手技須知：輕快、彈性，穩定的節拍，範圍大，快、慢拍都可。

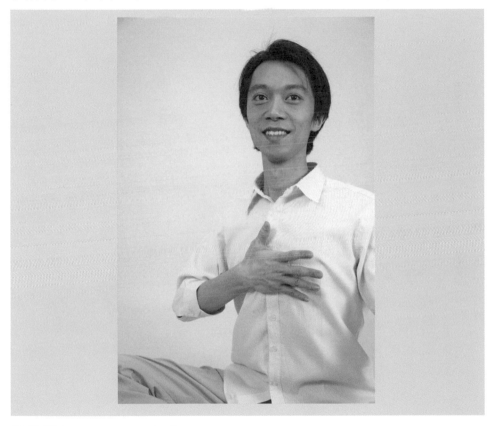

振動頻率：180～380次/分。

效用分析：女性美容保養用手拍臉，用鹽巴後要擦化妝水、乳液。

第12講 背拍手技 祛邪解瘀

背拍把體內毒素打出來、多餘的熱量釋放，逼出熱病、寒病，關節痠痛、腰背痠痛，病邪入身體，積壓體內使得該軟的地方變硬，無法伸展。

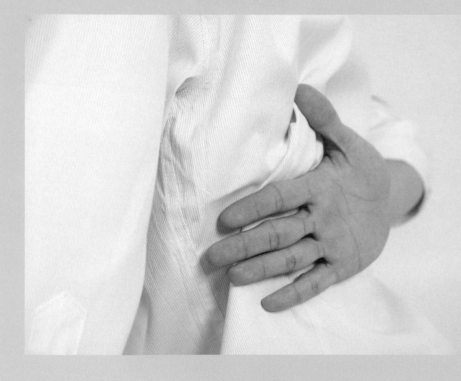

使用部位：以痛點為主，不痛處不打，把潛藏的痛處釋放掉。

手技須知：體內變硬的地方，打得到之處，有緩和作用。

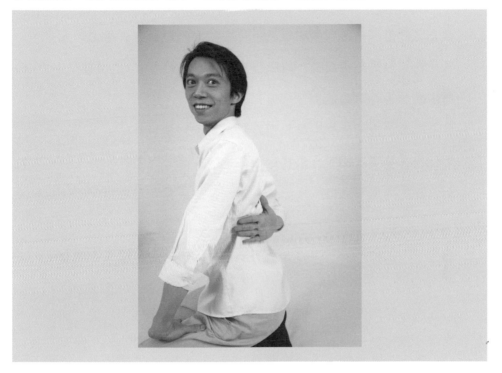

振動頻率：150～180次/分。

效用分析：在睡前打有放鬆效果，分解脂肪代謝多餘的脂肪、腫痛、濕熱
者清熱，醒腦明目。手背痛乃血液循環差，處理方式為先擦乳
液，搓熱雙手再打。

第13講　打開健康秘密

很多醫師都以為肌肉緊繃僵硬只是乳酸等代謝廢物囤積過高症狀，

真正的原因是肌肉間的「經脈痙攣」造成「經絡拉力」所致。

原本應該是長形的肌肉緊縮成近圓形，

於是乳酸（疲勞物質）等代謝廢物無法順利排出體外，

是近代誘發臟腑病變、組織勞損等慢性疾病最大元凶。

如何讓肌肉能夠放鬆，已經成為現代醫療保健重要課題。

　　健康學，治療病痛大多傾向於醫療行為而不是保健學，而且會有些副作用。

　　針灸屬於體內療程範圍，有可能造成暈針的神經痙攣現象，神經痙攣容易導致周邊組織的血管與肌肉病變，就長期觀點而論，並不是一般人可以做到的養生保健方法，而是合格專業醫師才能執行的醫療行為。體內療程對身體形成的物理作用，容易導致肌肉的過度緊繃或痙攣，而且持續的有效時間比較短，短期內就可能回復到原來的病況。

　　針灸的醫療行為必須具有完整的穴道概念，針必須精準的扎在穴位上才能夠產生療效，而扎針的深淺控制必須具有豐富臨床經驗法則為判斷依據，最大的副作用即無法全面性的調整組織與器官，例如：肌肉鬆弛、骨質疏鬆、毛皮的新陳代謝等，針灸都無法達到顯著的療效。

　　健康學的秘密是「振盪熱能」，雙拳振動由皮毛→肌肉→骨骼→經絡循行氣的傳導全身，廣泛而具有深度的能量輸送，以體外物理作用活化體

內內分泌系統、淋巴系統等促進自體生化反應，有利於全身的細胞修補、組織恢復，重要是不會造成肌肉的過度緊繃或痙攣。

按摩屬於肌肉的擠壓作用，最明顯的效用是降低心臟負荷，心臟本身的機能運作就是擠壓運動，因此按摩是能夠讓身體放鬆，也就是消除疲勞，但是對於臟腑問題的改善微乎其微。我們建議六十五歲以上的長者，時常按摩可以活得很健康而長壽，再加上「雙拳振動」活化臟腑機能，一定能夠無疾終老。

氣功，透過意念的凝聚，集中於一點或某一部位，形成氣感作用以治療疾病。意念不強則氣所凝聚的能量不足，無法達到氣功的作用，也無法達成強身保健的目的。「雙拳振動」不必透過內在意識，只要藉由簡單的外在動作，直接「振動」在氣不通的部位上，依然能夠有效而迅速的達到與氣功導氣原理同樣的效用。

瑜珈是一種極度伸展的運動，嚴格說起來，極度伸展造成的拉傷是無法復原的，就像一條長期緊繃而彈性疲乏的橡皮筋，再也無法回復原有的彈力與形狀。極度伸展會讓皮部放鬆，但是內部反而更緊繃，外鬆內緊繃的結果就是皮膚鬆弛、乏力。「雙拳振動」的振盪作用，是從內部開始再逐一向外到達皮部，能夠徹底放鬆而且富有彈性。

我們誠心歡迎所有讀者，用心體會這個好學、好用的好方法，親身體驗與其他醫療截然不同的神奇功效，與您所有的親朋好友一起分享拍打的喜悅。

「雙拳振動」的最大特色與神通有點類似，所謂「神通」就是能夠知道阻滯所在位置，能夠知道應該拍打哪些部位。經過約三年時間的練習，我們能夠知道身體哪些部位是比較緊繃的、哪裡比較不舒服，這種情況正符合了內在的覺知與覺醒。

　　對於有意修練神通,而不願藉由旁門左道的人,可以使用經絡拳,讓自己身體的覺知,藉由經絡系統清楚的知道身體阻滯在哪些經脈、經穴上,於是能夠達到振盪的神奇療效。有神通就有神奇,在疾病發生之前,實踐身體的預防與治療,誠所謂「上工治未病」啊!

　　衷心提醒每一位讀者,想要消除肌肉緊繃僵硬,透過雙手的直接振動,遠比心靈放鬆課程來得更容易、更有效。雙手的振動,讓我們的身心真正的全然放鬆,身心能夠放鬆才能夠體會活著的美好感受,也才有生命品質可言。

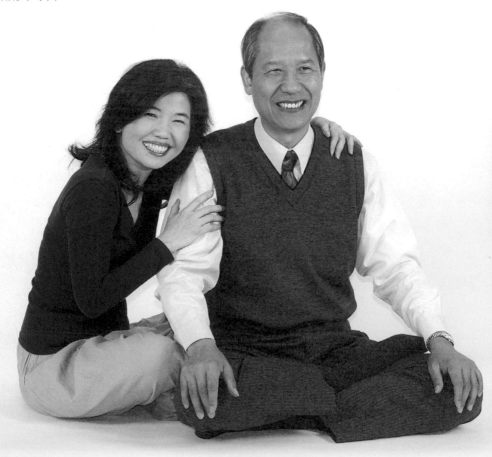

第14講 用「手打」經絡才能通

為什麼是用雙手？

為什麼不用借力使力的器具呢？

談到「打」這個字，

我們必須回歸《黃帝內經》：「…打通經絡…」

在遙遠的古老年代，人們不可能用任何器具來「打通經絡」，

「打通經絡」的實質意義就是使用任何方法以疏通經絡，

其中最原始的方法就是雙手，

所以「打」這個字的部首就是手，而不是石或金或其他，

用手打經絡才能疏通，這就是中國老祖先們的智慧！

　　漢朝的《神農本草經》說明藥用植物對身體有效，名醫張仲景的《金匱要略》指出使用藥物也可以疏通經絡，演變至商周時期則是針灸的使用，其後的發展漸漸讓「打通經絡」成了治療目標的一個名詞，於是陸續發展出各種器具取代。

　　經過臨床研究，發現使用木棒、鐵條等器具打在肉體上，是無法真正打通聯繫器官的經絡，只能打散經絡系統的皮部或經筋組織的淤塞情形而已，對於深層的經脈組織是沒有效用的，目前所知能夠深及經脈的方法只有針灸和振動——Tapping。

　　使用器具硬打在經絡或肌肉上，肌肉會受傷而產生淤血、疼痛、紅

腫，短時間內是無法復原的。雙手的振動——Tapping，可以自動感應與調節，我們分為兩方面來說明，一是雙手的動能，一是振動部位的位能，兩方面的感應能夠自動調節出最適合的深度、角度、力道和頻率。

使用器具會失去感應，同時喪失了經絡屬性與技巧的感官反應，所以容易產生很大的副作用，就像是以無生命體（死體）打在生命體（活體）上，生命體遲早會被無生命體打死的，我們不認為這可以成為長期或終身的養生保健方法。

有生命才有活力，利用雙手活躍的振動能量，幫助能量比較不活潑的部位，生命充滿活力就更有能量，我們認為雙手才是最能夠聚集、轉化、釋放能量的人體部位。雙手，是最適合振動拍打而且功效最好的！

多數人使用器具拍打，最終導致組織表皮的纖維化，甚至皮膚角質會越來越厚，而且是加速身體的老化，為什麼呢？因為器具造成的細胞死亡，遠大於新細胞的增長，所以反而促進老化的速度。

雙手振動拍打產生的熱能，類似太陽光遠紅外線的作用，能夠激發全身細胞活化，提升新細胞增長率。由此可見，雙手拍打才是我們應該極力推廣的方法，尤其是瘦骨嶙峋的老人家，除了雙手之外，沒有任何器具是他們能夠承受得住的。

雙手拍打，新生兒到高齡長者都適合。著名的上海浴，沐浴後由師父雙手拍打全身的過程，就是從清朝皇家流傳出來的帝王養生術，所以清朝歷任帝王壽命也比較長。

沐浴使皮膚乾淨，拍打使血液乾淨，體外、體內的完全清淨，當然能夠氣血暢通、長命百歲。這個方法流傳至今，人們依然趨之若鶩，可見是值得我們研究與推廣的方法。上海浴承襲清朝帝王養生術，推崇拍打的好處，卻不懂得經絡原理，調養著重頸部與背部。經絡拳的振動有經絡系統

的基礎，著重四肢、經絡重要器官反射區穴位，更有系統也更有效。

　　老化是每一個人的人生必經過程，不論使用任何器具的打通經絡，因為生命體接觸完全沒有生命的無生命體，會加速生命體接近無生命體狀態。雙手的生命體才具有特別宇宙能量，身體越打越舒活，越打越有活力，真正的能夠無疾終老。

　　利用雙手振動經絡的保健養生，才是帝王般的人生享受；若使用器具不但無法達到真正的保健養生，近似虐待而不自知，而且晚景多有不保。

　　您想選擇哪一種來保養自己呢？

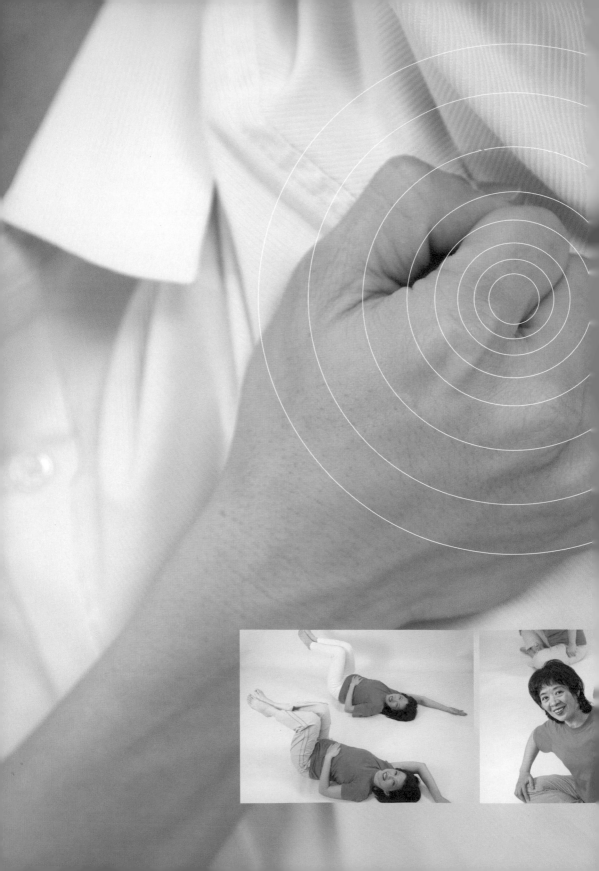

PART 4

不吃藥處方

「抗生素」堪稱是醫藥史上最重要的療法，扭轉人類因感染而生病或死亡的命運。但它的光環也因有副作用蒙上陰影。

「民俗治療」常裝神弄鬼的，讓許多病患在各郎中與神壇廟宇間無謂奔波，拖過極其寶貴的治療黃金時間。

「不吃藥處方」由經絡振動醫療法與身心靈進化的研究單位提供，宣印學派二十年來致力於預防醫學研究及推廣，並指導成千上萬人如何預防及控制疾病上身，特別是萬病之源「經絡瘀血」的振動經絡打通方法。

身體雖然不差，卻經常這邊痛、那邊不舒服？在求診病癒後，身體健康大不如前？ 一些小毛病往往是大病的徵兆，沒有根治的病也成為健康的隱憂。

每一個小毛病，每天只要三分鐘用經絡拳打個2～3回，各種常見小毛病可輕易在30天內徹底根治宿疾，改善體質與防止老化，大家一起來試一試吧！

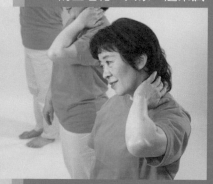

第01講　改善心臟問題

　　很多人的心臟是很容易衰弱的，很容易出現負何不了的情況，所以動不動就流汗，心臟越弱的人越容易產生焦慮。心臟活力的秘訣在內關穴附近，修打振動時手必須高於心臟，讓血液輕鬆到達頭部，提高睡眠品質，二十下左右就會覺得心跳加速，讓腦部不會缺氧，不會記憶力減退。

動作要領：①雙手高於心臟，盡量抬高。

　　　　　　②一手虎拳向後打，一手五指張開向前撞擊。換手操作。

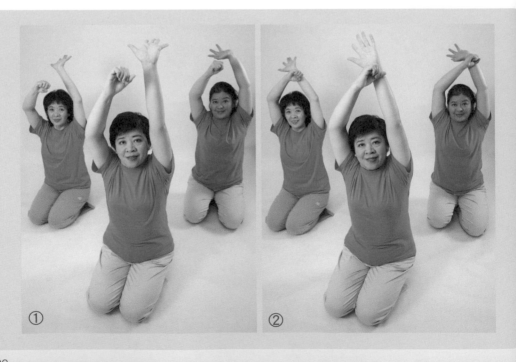

第02講　改善胸悶問題

　　很多心臟不好的人容易出現胸悶的現象，必須修打振動的是膻中穴，心臟的好壞決定於輸出的輕鬆度，如果膻中穴輕輕一碰很刺痛，代表輸出有障礙，容易心臟隱隱作痛、胸悶。心臟不好、心律不整的人常常抬頭就容易昏。常常修打振動，人會感覺到比較祥和，尤其焦慮、緊張、一直流汗的時候可以修打這個區垙。

動作要領：①膻中穴在雙乳中央，修打時身體要微微的向上（挺胸），頭部微向後仰，抬手時鼻子吸氣。②嘴巴吐氣時以掌心（或掌跟）振動膻中穴，身體順勢微向前彎。反覆操作。

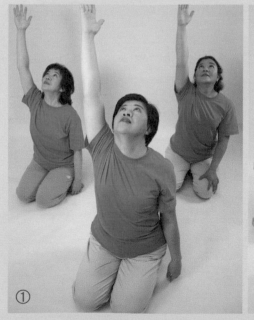

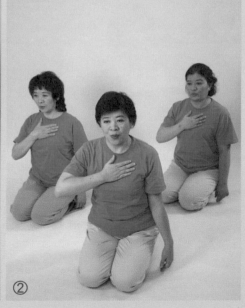

第O3講 改善膝蓋問題

　　爬樓梯容易累，大多數的膝蓋問題發生在膝蓋的後方。使用過度，後方囤積壓力無法釋放。

動作要領：膝蓋微彎，前後弓箭步，如果是右腳在前，右手扶住膝蓋，左手從後方修打振動左邊委中穴，換邊操作。

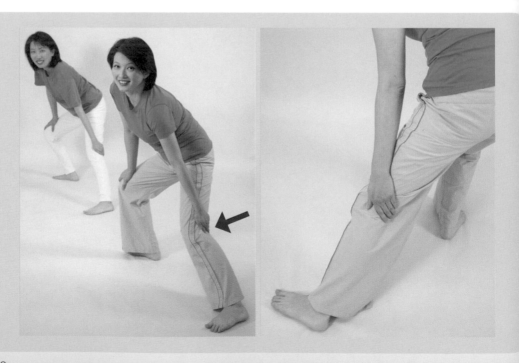

第04講 改善臟腑濁氣問題

　　臟腑濁氣集中在中焦，也就是肝膽脾胃的過度勞損，必須直接對臟腑刺激，軟化緊繃的橫隔膜。

動作要領：①正躺，腿部屈膝抬高成九十度，左手掌拍振動右側時，右手高舉過頭，雙膝向左偏約四十五度。

②左手掌拍振動中央胃口區時，右手高舉過頭，雙膝保持在身體中央；右手掌拍振動左側時，左手高舉過頭，雙膝向右偏約四十五度。振動要點以右肝脅為最重要區塊，必須強化到悶痛感消失。

①

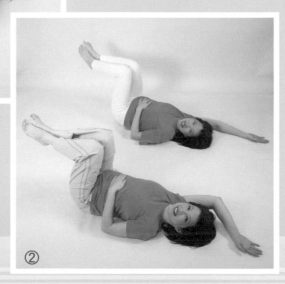

②

第05講　改善臉部浮腫問題

臉部的浮腫與手部三條陽經相關。極有可能是晚上使用電腦過度，接觸太多靜電，手部、頸部血液停滯。

動作要領：①一手胸前平舉高於肩，另一手高舉。②振動時，高舉的手自然落下，以掌拍振動手部外側最上緣（最接近肩頭處）。③接著沿手臂順勢下滑。④平舉的手也順勢放下，將體內的血液向末稍引流。

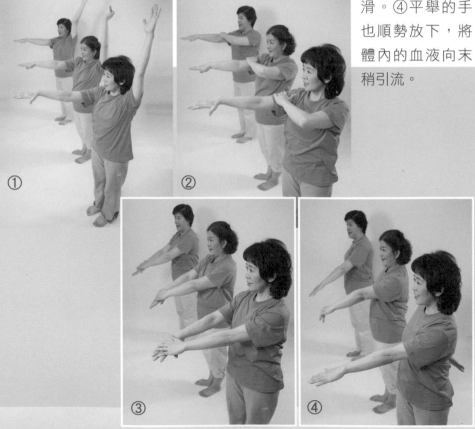

①　②　③　④

第06講 改善記憶力減退問題

　　容易注意力下降、恍神的族群，在這個多知識、多資訊的時代，腦波容易產生失連，無法與人、事相連，變得不容易專注，簡單來說就是腦部缺氧，中年可能就癡呆了。

動作要領：①頭部向側邊彎，輕輕的搖晃，有點像中風族群脖子不自主搖晃的樣子，邊搖晃邊用另一邊的手輕輕掌拍振動頸部。

　　　　　　②慢慢向上延伸到頭側。換邊操作。

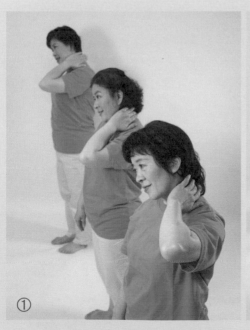

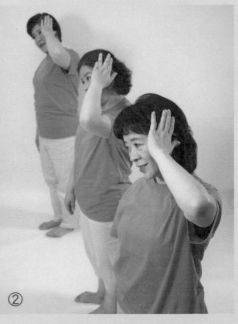

第07講　總是覺得疲倦

　　容易疲勞的人問題都集中在腿部的肝膽經，這些區塊大多僵化、粘黏，常常會覺得腿重，振動完肝膽經可以幫助血液回流，經常加壓強化體循環，就能改善老是疲勞的現象。只要這個動作修打的越熟練，人就越有精神。

動作要領：①站姿，身體自然前傾，雙腳與肩同寬，每次振動必須抬單腿連續振動三下，一下內側肝經、一下外側膽經、再一下內側肝經。

　　②抬右腿，膝蓋與臀部同高，膝向內彎，同時用另一邊虎拳振動內側肝經，膝向外彎，同時用同邊虎拳振動外側膽經。

　　③膝再向內彎，同時用另一邊虎拳振動內側肝經。換腿操作。

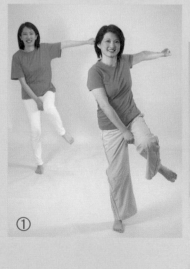

①

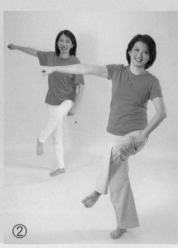

②

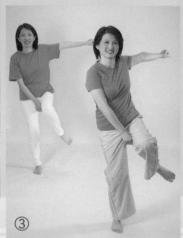

③

第08講 早上起不來

　　很多人有早上起不來的問題，尤其是年輕人，因為常常生活不正常、彎腰駝背、習慣不好又愛喝冰水，容易就腎虛了。腎虛會使腦部的血液流量不足，人不容易獲得很好的休息，必須透過振動將血液送到頭部。

動作要領：平時必須練習用旋轉的方式，掌心拍打後腎，尤其在睡前把腿
　　　　　　打開（劈腿）掛在牆上，以掌心拍打腎經，腿部的血液比較容
　　　　　　易向上流到腦部。

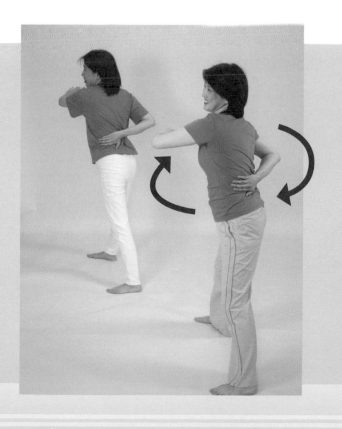

第09講 腰痠又背痛

　　腰痠又背痛一定有腹壓存在，必須檢查腹部有沒有積水或肌瘤，女生更年期之後不應該有腰痠背痛，更年期前腰痠背痛是很自然的，但是更年期之後，沒有代謝的需求，不應該有腰痠背痛，一定要先做檢查。

　　改善腰痠背痛重點在臀部與大腿，這個區塊對腰背的影響佔了百分之七十五，當腿壓過高、過重，腰背的壓力就沒有辦法釋放。游泳很容易改善這個問題，因為腳在踢，容易把腿壓釋放，而球類運動運用很多腿力，腿的負荷加重，更容易腰痠背痛。

動作要領：特別要釋放大腿膽經與胃經的交接處。微微盤坐，無法盤坐的
　　　　　朋友也可以只彎修打的那一腿，用鷹拳由外側振動大腿。

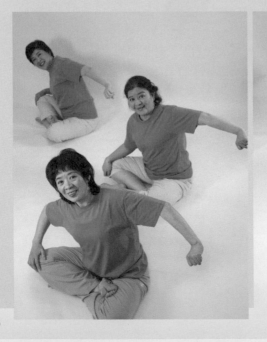
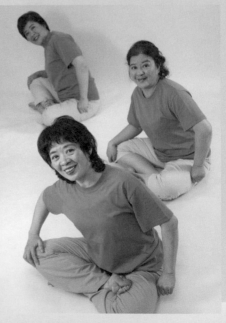

第10講　視力直線下降

視力直線下降常常是眼睛長時間專注，身體也跟著緊繃，血液供應不足引起。只要多振動小腿胃經，視力就會逐漸的改善。

動作要領：用虎拳振動小腿胃經，如果小腿肌肉群過度緊繃，可用鷹拳帶動腿部的循環。在家中操作時，可將小腿抬高，接近眼睛高度，更有效果。

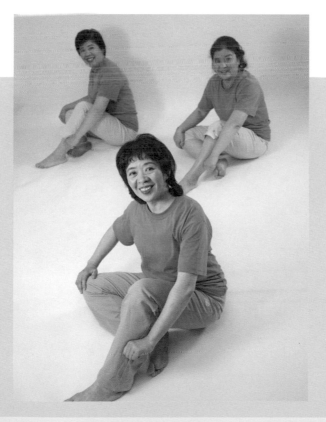

第11講 忍受不了空調的冷氣

　　常常吹冷氣容易產生過敏原，造成肩頸、鼻子、喉嚨不適等症狀。必須釋放後背持續的寒氣，同時強化抵抗力，才能改善。

動作要領：兩腿打開大於肩寬，人下彎成倒V字型，一手撐地，一手拍打後方的命門與兩腎，打到頭部發熱為原則，逼出後背寒氣。

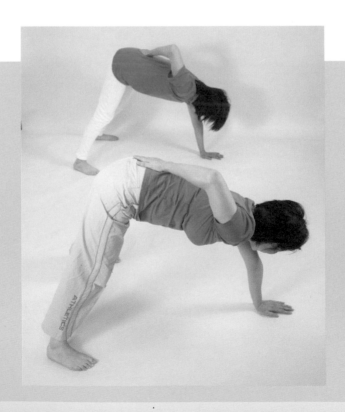

第12講 手腳經常冰冷

　　四肢循環不良，會造成末稍冰冷，試著盡可能打開四肢，同步的振動把血液送到四肢末稍。

動作要領：①兩腿打開（微微劈腿），右手拉住右腳尖（無法抓到時，微
　　　　　　微屈膝無妨），左手輕拍打左側後腰部腎臟區，交換操作。

　　　　　　②另一個操作區塊，右手拉住右腳尖，左手輕拍打右側腿部腎
　　　　　　經，交換操作。

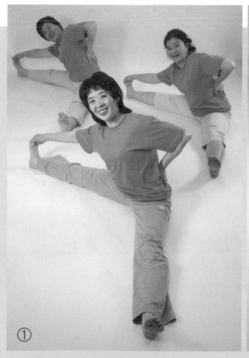

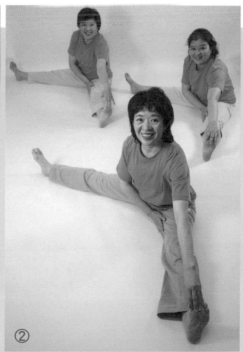

第13講　小肚子出來了

　　小肚子開始越來越大，大多是因為吃太多，造成新陳代謝失調，人就會臃腫、肥胖，體態就變形了。

動作要領：秘訣在膽經，側躺後把腿抬高懸空，修打大腿、小腿膽經，可以釋放小腹的壓力，幫助腹部血液的流動。

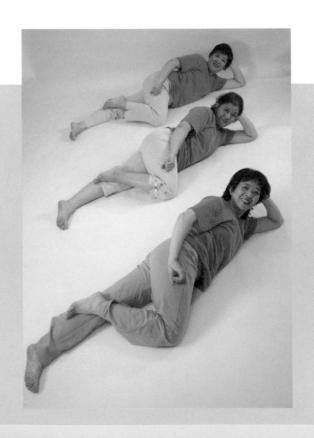

第14講 體重直線上升

　　體重的異常是脾經阻塞了，必須直接的修打釋放，讓體重下降、身材變好。

動作要領：正躺，兩腳足心併攏抬高，用象拳振動大腿內側脾經。

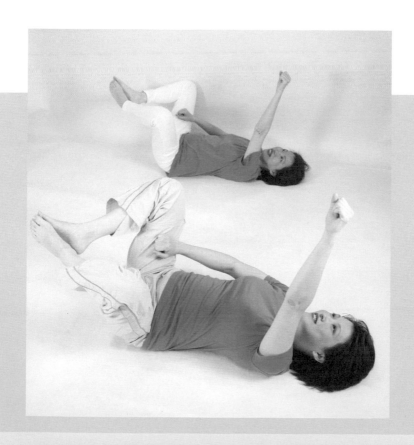

第15講　走路時腳步沉重

　　腳步沈重是因為壓力積壓在腿部三條陰經，只要用象拳直接振動，如此就可以讓腳步輕盈，釋放腿壓。

動作要領：坐姿，一手撐地於身體後方，另一手以象拳直接振動大腿肥厚區。

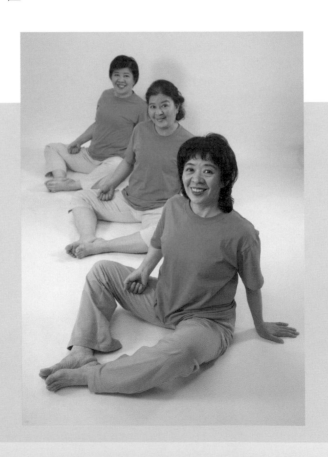

第16講　眼睛乾澀

　　後頸越緊繃的人，眼睛就越容易乾澀，必須想盡辦法讓頸部變鬆有彈性。

動作要領：下巴抵住胸骨，吸氣胸與頭部同時往上提，掌心拍打後頸膽
　　　　　　經、膀胱經經絡與經穴。

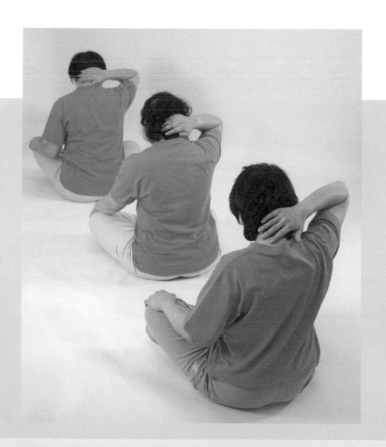

第17講 體力下降

腰力不足體力就越差，強化腰力必須強化腎臟。

動作要領：①兩腿打開大於肩寬，左右背拍腎臟。

②再左右下蹲虎拳修打腎經。

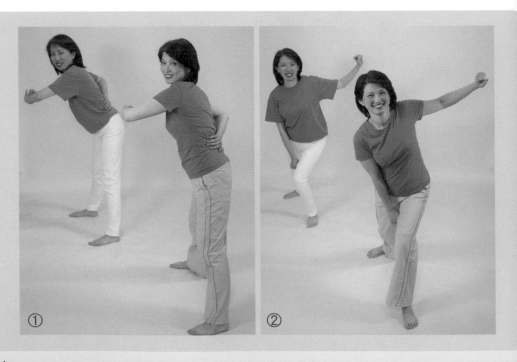

① ②

第18講　關節很緊繃

不論是手部或足部的關節，必須強化內側陰經於關節的上下脈絡。

動作要領：用輕鬆的方式，輕輕背拍每一個關節的上下。

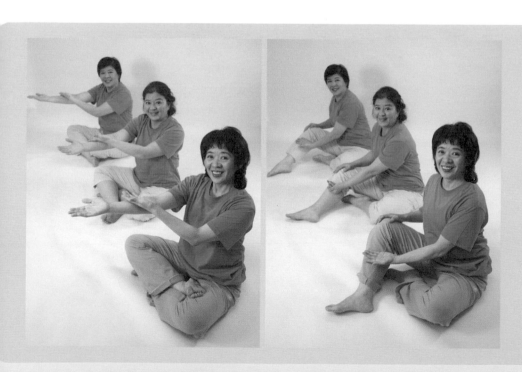

第19講　腹瀉老不停

腹瀉不停是因為抵抗力變弱，常常發生在老年人或是體力不足的人。

動作要領：請縮肛，雙腿微微半蹲，用虎拳將後背督脈打到熱。

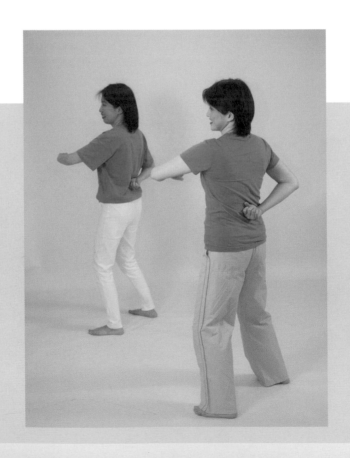

第20講　睡不好

　　睡不好是現代人最難治療的問題，現代人必須面對空氣中各種看不到的頻率，腦部不容易放鬆，容易缺氧，就不容易入睡，首先要確認頭部刺痛的地方，保持頭部沒有刺痛點，油質不能過多，就能直接放鬆頭部、釋放壓力。

動作要領：輕輕握拳，以五指指關節壓揉頭部，找尋刺痛點，旋轉揉散。
　　　　　　再用鳳拳指腹輕輕振動。如果頭部油質過多，建議洗澡時用鹽巴搓揉，可釋放出油質，讓頭部更輕鬆。

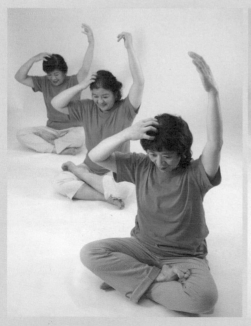
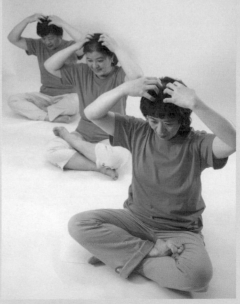

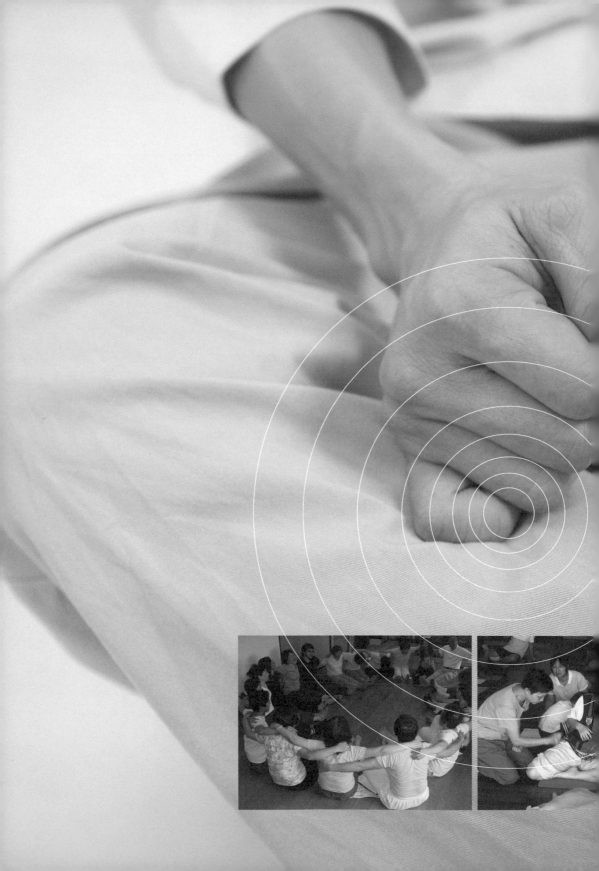

PART 5

分享喜悅

相信本書的出版，

將給億萬人民的健康帶來新的福音，

宣印學派推動

要相信自己，要珍愛生命，這樣的人才能身心喜悅，

因為人活著不是只為自己，

要能幫助別人才是最大的快樂，

只有人與人的關係和諧了，身心才能喜悅，

人體也才能健康，

這樣的喜悅將有助於我們無病一生。

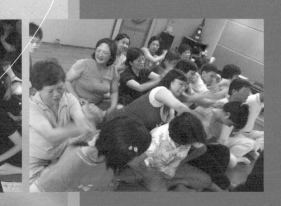

結語 經絡拳幫你打解《內經》密碼

宣印學派所創立的「經絡拳閉關中心」一直在研究如何讓人的身體、精神、靈性更好、更高，研究人體的生理與情緒極限，在閉關的72小時內，所有閉關者都不可躺下來，而且只吃一點點東西，人體經絡到底會發生什麼狀況，將提供全新世紀新課程給新學員。

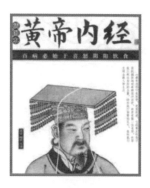

宣印現在也正在喝MACALLAN璀璨神秘的麥卡倫威士忌，在一個很放鬆卻又專注的情況之下，來上這一堂《黃帝內經》的課程。

在閉關的過程中，很多的學生會問老師為什麼要閉關？閉關有什麼好處？簡單的說，「閉關」是在模擬古代有一群智者，用身體做臨床實驗，發現了經絡的現象以及經絡的價值，宣印現在要瞭解經絡要如何應用，因為現代人拼命的蹧蹋自己，所以現代人的狀況到底會發生什麼樣的事情，我們必須要模擬我們幾天不眠不休的情況下，我們的身體會發生什麼樣的現象，做研究、找到結語，讓大家更清楚，如果身體發生了某些狀況，應該怎麼樣改善自己，把自己治好。

在閉關裡發現，一般人沒有躺下來睡覺，最多能支撐到四十個小時左右，通常更多人十六個小時就受不了。閉關時，因為吃很少，人會很容易沒有氣感，人在越來越沒有氣的狀況下，宣印學派稱為「沒氣症」。

因為現代人本身消耗很多的能量，所以會沒有氣，不斷會去耗散自己的體力、體液，我們就發現到一個很重要的現象，這些陪同老師閉關的人，他們都發生了一件重大的事情，就是全身有幾個部分經穴，在閉關三十小時後都出現「經穴凹陷症」。

其中有湧泉穴、腋下穴、委中穴、鼠谿穴、肚臍穴、胸口穴、勞宮穴、命門穴（腰椎）、環跳穴（臀部）、睛明穴及原本身體凹陷的地方，例如手肘。這些凹陷的地方氣會越來越弱，這些部位會產生特別的痠痛，或者是一些緊繃，體液蒸發完之後人會變得過熱。為什麼我能夠維持這麼久沒有問題，就是我體驗出這些凹陷的地方需要去撞擊。

當有一天我們勞累了、熬夜了、沒有體力了，這些凹陷地方的拉力、痙攣、引力所產生的耗能，消耗的虛功是最可怕的地方，因此如果你想跟宣印老師一樣熬夜很多天都不會有累的現象、精神很好，我們必須振盪這些部位，才能讓它開始產生經絡柔暢與飽滿。

所有勞累的身體，凹陷的穴點只有一個地方會拉平，就是人中穴點，人中不會凹陷，會變平、變浮腫，經過拍打人中才會恢復比較凹陷的、比較暢通的，這是在閉關三、四天之後就發現到這個問題，就可以克服，讓身體在未來能越來越好。

我們常說養氣，氣要越來越足，身體就會越來越暢通，我們可以回想一下《黃帝內經》只有一個東西是大家還沒有解開的，就是它的整個經絡系統，之前中國的指南針、火藥、造紙、印刷術都已經被肯定了，另外一個就是《黃帝內經》裡的這個經絡系統，還沒有被西方科學發現。

宣印要談《黃帝內經》，幫這本書在做解碼時，必須要先講到宣印最敬愛的老子，他無為而天下治的境界，也就是說，讓身體、心裡自然的發展，自然而然就能夠達到了鬆、靜、自在，自然而然就能達到長壽。因此此書不是只給醫生用的，是給追求智慧者使用的，也可以說是一個成道者的參考書。

談到了老子必須談到「道」，什麼叫道，道字，一邊首字，首先必須先找到一部馬車，左邊另一是「辵」，表示行路，道在頭腦中，亦在行

動中。道本身就是一條路有如經絡，智慧者坐上了馬車，馬車的旁邊有繩索駕馭方向與速度，駕馭者只要「打」馬車，就能實現一條明確的快速道路（經絡）到目的了。如同現代人要快速到達，必須有車「打的」（計程車）才能體會快速的到達目的。

在中國時看過六十集的《黃帝內經》紀錄片，當時有百分之七十五的人不太明白與瞭解《黃帝內經》，只知道這是中國人發現的，如今大約只有百分之二十五的人沒有聽過，現在反過來是很多人聽過了，但是對內經的概念還不是很清楚其內涵的人，還是有百分九十以上。

所以要特別告訴各位，請你重新審視這兩千多年來《內經》的價值在哪裡？在整個世界的醫學裡面能夠留下來的，除了中國醫學之外，過去當然還有希臘、羅馬、埃及、印度，印象中還有阿拉伯醫學，這些傳統醫學裡面，有些已經是蕩然無存了。

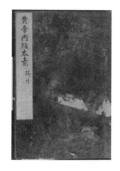

《黃帝內經》是屬於全球民間醫學的一部分，也是現代醫學裡還在運用的醫術理論，《內經》正處在比較模糊的狀態下，多數中醫人員沒有真正瞭解《黃帝內經》的意涵之下，最後只是在講述醫理、醫論，最後變成《黃帝內經》好像只在推廣中藥或針灸而已。

這麼好的《黃帝內經》，現代中醫如果只用「針」去刺到穴位、體內的經絡才會產生一定的傳導效用，那我們認為用「針」的侵入療法，會讓經絡學說不能成為第五大發明，也不叫做無為而天下「治」，而是有為後而天下「製」。那就太可惜了。

　　《內經》理面有一句話，「法於陰陽，和於數術，飲食有節，起居有常，不妄作勞，故能形與神俱，而盡終其天年，度百歲乃去。」以現代人來解釋就是要養生就要效法大自然，身體能夠平衡，不偏不熱，飲食正常，自然而然就可以很健康，不要吃過多也不要吃過少，起居要正常，日出而做，日落而息，不要亂想，身體放輕鬆，不要過勞，自然精神就好，可以活到百歲而亡。

　　但是發現現代人違背《黃帝內經》，我們根本很難效法大自然生活，《黃帝內經》這一套方式是適合當時那個年代，但是不見得適合現代，沒有說一定要符合書上所說的才對，要符合四時、符合五行，才可以達到和於術數，不見得是這樣的，結論很簡單，我們要先瞭解《內經》這本書是什麼？

　　《黃帝內經》這本書事實上就是在告訴你如何進入天堂之路，就是如何成道、如何成功、如何成就，《黃帝內經》裡面所敘述的是神秘的資訊，提供了很多神秘的訊息給一群想要瞭解的人，透過了修身、齊家，最後還可以幫助天下人。

　　而所謂的天堂，就是過去有一群很有修為的人、修練很好的人，建立出來一套完整成道的訊息，這套系統裡面可以運用在基督教裡、佛教裡、回教裡，不同的族群裡面所說的天堂，有修為者都可以擁有天堂般生活，很自然、很自在讓身體放鬆。

　　《黃帝內經》正確的想法、精準的說明，不管是從陰陽角度、五行角度，說明了大道之路只有一條，就是「打」字，怎麼說呢？《黃帝內經》四個字就是天堂的意思，把天堂翻成白話文就叫做順其自然，凡是順其自然的人就是在天堂生活，不管你今天面臨什麼樣的處境、困難，春、夏、秋、冬不同的季節裡面，所引發的生、老、病、死，所引發的各種狀態，你只要懂得順其自然，你就活在天堂。

　　《黃帝內經》在兩三千年前的時候就知道要順其自然血液才能夠循環，所以「夫脈者，血之府也」，因此經脈可以運行不止，因為有經絡流動的現象，這種流動的現象，大家要記住，這是在兩三千年前，我們中國的老祖宗就知道了，血液流動循環卻是這幾百年才知道的，請記得西方還在信巫的時候，中國人已經不再信巫，已經有了醫術。

　　醫術就是進入天堂的概念，要讓每個人身體可以不老，精神可以不老，生命能夠昇華。《內經》上知天文、下知地理、中知人事，都是貫穿生命、生活、生存，這本書不是給醫生用的，醫生用就會談治病，而是給人用的，要讓它成為大自然裡面心身合一、內部和諧的能量，我們也可以說是一個成道者，它可以幫助你獲得成道的一個概念，當然裡面涉及了時間醫學的概念、心理學的概念，什麼樣的時間裡面大概會有什麼樣的問題，這就是大自然。

　　從馬王堆出土的《帛書經脈》中的足臂十一脈灸經，談到了五臟六腑，加起來是十一條脈絡，但是《內經》裡面寫的是十二條，到底是多少呢？宣印學派要告訴各位，經絡根本不只十二條，更不會只有十一條。

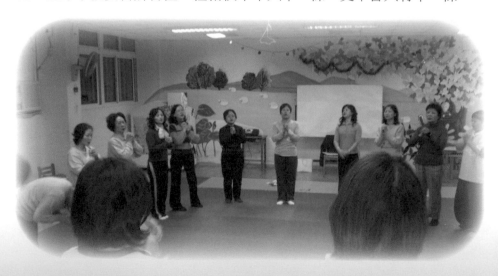

　　人之所以生病，有很多的狀況不是大家想像的這麼簡單，例如說台灣最近颱風來都造成了土石流，這些災難的發生往往都不是下游的問題，大多是上游的問題，上游沒有做好水土保持，中游沒有良好的疏散，下游就潰堤了。所以很多人不知道身體是密密麻麻的脈絡，要知道如何調整上游，下游才不會有問題，這些現象所涉及的部分，絕對不是只有十二條河川而已，絕對是非常複雜的系統。

　　《內經》可以說是還未完成的一部很重要的修道者的訊息，後面還有一段卻不是用寫的，而是透過人與人之間傳播的，經絡拳在這個工作上，在未來的世界醫學裡佔有很重要的艱巨任務，因為必須把《內經》內在真正不可言喻的內化境界，讓全世界的人都知道，瞭解《內經》分佈是很廣的，不是只有經脈、經筋、皮部這些層面而已。

　　宣印學派所以透過了「Tapping──打」，花費了四兩撥千金的達到了這種效用，主要部分是振動讓很多縫隙開始連接，已經在創造出不同脈絡間的連線了，已經不是過去所認識的什麼經，因為當我們在振動的過程裡，振動到骨頭裡時，鈣質會產生撞擊，甚至鈣的元素與體內的膠原蛋白產生連結時，事實上會產生新的物質，這些物質會讓人產生新的潛在能力，它會讓身心的和諧度或是古代人所說的天人合一這種哲學觀產生相映。

　　為什麼要透過簡單的Tapping觸診，因為我們可以慢慢的連結我們身體的一些脈絡，還能瞭解經絡狀況，因為現代人生活狀態太容易表現在經絡上了。多數人身體有異常不舒服，就吃藥或跑去過度運動，或是不得法而浪費精神、體力、金錢，導致身體一碰就會產生痠痛。

　　比方說經常熬夜的人，肝腎的運作一定不良，一定會形成血滯，再形成內壓，再形成經絡周邊的神經緊繃，所以稍微碰一下就會瘀血，就會產生疼痛，當然就容易感冒、容易疲勞。

在Tapping的過程裡，容易發現經脈的阻塞是非常的嚴重，而且很容易不舒服，所以只要正確的做振動經絡，就會產生經絡傳導、放射性的流動，我們稱為行氣，這樣的行氣法是可以輕而易舉的將肝、腎這些熬夜過久的狀況釋放到表面來，很輕鬆的釋放出來，效果絕對會高於直接用針灸、氣功。

我們如果不調整它，當氣產生長時間的鬱結，就會形成《內經》裡不可解開的密碼。《內經》所說的就是當內在的經絡不通之後，一開始產生外在的疼痛，慢慢形成內在的淤塞，最後形成了硬塊，若沒有即時抒解，久而久之就會形成腫瘤。

現代人有很多的症狀，並沒有想像中這麼難治療，甚至不用治療，直接用拍一拍就可以獲得改善了，在整個《內經》的概念裡，有陰有陽，有手三陰、手三陽，有足三陰、足三陽，互相都有表裡關係，三陰三陽的氣血分佈，可以知道它的身體狀況，透過振盪過程聽到內在的聲音就可以知道身體的體質。

經絡的本身是有聲音的，經絡體是一種弦，聲音越脆越清澈，身體內血液的流動速度越好。我們就稱「經絡弦」，振動會產生大波動，不同的弦有不同的波動，如何讓經絡波動達到平衡才是經絡弦重要的機能。

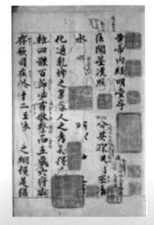

我們透過三條陰經、三條陽經，每條弦音是不同的，只有Tapping經驗者才知道三條陰經與三條陽經、手部經脈與腿部經脈的聲音是什麼，這無法用文字寫出來，寫出來也無法解釋聲音是對與否。每條經絡有屬於它的獨特聲音，每一個季節、時間都會有不同的聲音，甚至都有不同的治療次第與不同的問題。

在經絡拳世界裡談的是「以人為本，病為標」，所以生病不過是人的一些錯誤習慣所導致的問題，只要能慢慢調整錯誤的習慣，自然病就好了，調整的過程，不是一定要跟著《黃帝內經》所說的，一定要日落而息、日出而做，如果一定要這樣的話，就不需要經絡拳了。

經絡拳的重要就是在當你的習慣錯誤時，如何用Tapping調整經絡頻率，能夠讓經絡逐漸適應生活的不良習慣，當不良習慣變成經絡可以適應的習慣，自然就變成好習慣了，這就是《內經》重要的密碼。

如果每一個人都是正常的作息，每個人都可以活到百歲、長命、不生病嗎？答案是錯的，只會生病的更慘，反而更嚴重。

健康與否談的是活力，不是規律，如果為了規律而沒有活力，很抱歉你不是活在天堂，是活在地獄。牢房生活是很有規律的，每一天飲食也是很健康的；醫院裡給的食物是非常有營養的，營養師分配得好好的，但是一看就知道體弱多病。

七天來沒有入眠，現在還在喝小酒演說，只是想試一試頭腦有沒有靈光，身體是不是一樣很健康有活力。在閉關時，我知道我越不吃的時候，當身體沒有熱量進入的時候，人體會自動啟動新的經絡通道。當食物不足的時候，自動會維護身體機能。

所以在維護健康的過程，不要用太多奢侈的食物來保養身體，長久會造成身體的負擔。我們脊椎動物，要保護脊椎，不要讓身體過重，才會越來越年輕、越來越健康。脊椎過度承受腸胃吃的過多東西，接下來你一定會容易老化，而且很容易不健康。

但是我們一直認為吃東西會幫助我們獲得很多的改善，時尚健康的追求者，以不同角度拼命的吃，我們一直有一個疑問，如果把各種不同的有機食物放在一台果汁機裡，加一點水，把它們和在一起，打完之後，忽略

了從嘴巴裡面咀嚼到腸道裡面的這些纖維，沒有消化管的運動和消化腺分泌物的酶解作用，到底這些落實這種飲食的人，會不會加速老化，會不會變成另外一種慢性病、另外一種癌症。

宣印學派還在觀察「果汁機健康族」如何不咀嚼食物就能使大塊分子結構的食物分解成簡單的小分子而被臟腑吸收，會不會真的只要一台神奇果汁機，很好的食材進入體內會減少自由基，減少細胞老化呢？

我最親愛的靈魂們，宣印學派正式宣佈，請全世界的學員修正振動經絡的新次第，「第一條是1.督脈，再來是2.胃經、3.膽經、4.膀胱經、5.肝經、6.腎經、7.脾經、8.肺經、9.小腸經、10.大腸經、11.三焦經、12.任脈、13.心包經、14.心經為最後一條」，只要Tapping經絡的新順序波動，就會發現你的循環系統裡是深層流動的。

所有閉關的人必須一樣吃的很少，但是精神又非常好，怎麼能做到，就是必須根據這個新順序波動，而且還要補氣弱的地方，這樣就會越來越好。如果沒有經過波與波之間的銜接振動之下會產生的是亂波，人會越打越累，而且不健康。如果體內的波動都正常，精神就會很好。

因此二十一世紀，可說是中醫熱，也可以說是針灸熱，但是我認為都不是，未來一定是你們「打的很熱」，這個熱將帶動我們更多人認識自己，讓自己與大自然互動的好方法，與人生一條最好的修道之路。

提問 已學者Q&A

Q：一般人仍認為經絡拳無證照也無醫學認證，較無專業的認證?

A：我們的方法非常簡單，如果你有學過太極拳，你也可以試一試經絡拳。太極拳有兩千年的文化，而經絡拳有五千年的文化。你為什麼不試看看經絡拳？就是把《黃帝內經》的方法，統一用雙手敲打的方式治療，很安全。

身體的疾病，基本上來講，是一種醫療行為。經絡拳談的是養生行為，不是一個醫療行為。經絡拳學校有認證「拳氣」的級別。

什麼叫養生行為？養生行為是不涉及到給予藥物。雖然不給藥，給的是一個扎針的行為，有沒有針灸醫師的執照，那針灸本身也是個醫療行為。

除了醫療行為的管道之外，現代人也追求養生保健。保健行為，一個追求養生的氣功師父，他要不要中醫師執照？不需要。

那為什麼很多人想要去追求氣功練氣？就是說，怎麼樣的方式可以獲得氣？很多這樣的方法跟秘訣，不是來自於醫院可給予的，或是一個專業醫師可以給予的。

如果你認同了氣，請接受經絡拳的打氣法。這種打氣的概念，不是透過執照認證，而是透過氣功訓練。透過手或是體外的物理性刺激時，有沒有氣是大過於證照。

目前在國際上自然療癒的機構分成兩個派系，一種派系就是民間療法，這種民間療法的部分是不涉及侵略性的，在民間裡面廣泛的在東方及西方都被接受的，很多按摩及SPA裡面拿石頭熱療都算是。

另外有一種叫療癒性對話，就是對話聊天或靈療行為，去瞭解患者內心裡面的傷痛，做轉換或溝通，也是一種靈療。發話者萬一本身不是一個專業心理醫師，而是一個神棍，那就很危險。

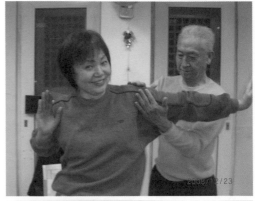

我們這邊是追求自然，只要你的雙手敲一敲，你的脈絡就會逐漸改善那些問題。

通常學經絡拳，會意識到健康的重要，尋求一個非常好的方法，平常就可以養生保健，現在經絡拳族群已經越來越多了。

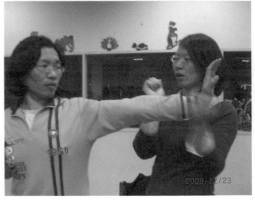

處於在一定要醫師執照才可以去認識你的身體的話，是專門下藥的、開刀的，一定要執照，總結來說，證照所解決的是一個醫療行為。

經絡拳不是用藥物來醫你的病，是透過你自己讓你自己身體的氣感氣血越來越好，有自動的免疫力去控制你的疾病或是調整療癒你自己的身體。經絡拳所解決的是增加你的氣要如何把身體打好越打越強，醫療自己的疾病。

Q：如果遇到感冒但又要工作，希望能夠快點解除感冒的症狀，如果以經絡拳方式治療要拖比較久，是否可以直接吃藥快點解除症狀？

A：雙管齊下，建議你不要二選一，而是要同步進行。

吃藥是在對病情控制，但是經絡拳希望你也能夠增加體力，增加你身體能量，可能會對你以後疾病的發生率下降很多。

我們學經絡拳到一個程度之後，就轉過來變成是我打拳打到沒有效之後再來吃藥。

吃藥對身體不好，連現在最簡單的很多國外的營養學家都建議你們不要吃維他命C的藥丸，為什麼？因為它要付出更多的體力來消化它，所以導致器官更容易衰竭。

台灣很多人吃維他命之類的藥丸，到最後都要洗腎了。所以建議還是老話一句，現在不趕快學經絡拳去幫你補補氣，每天吃的藥是毒，每天毒化自己，久而久之很容易生大病。所以建議你現在開始就打經絡拳！

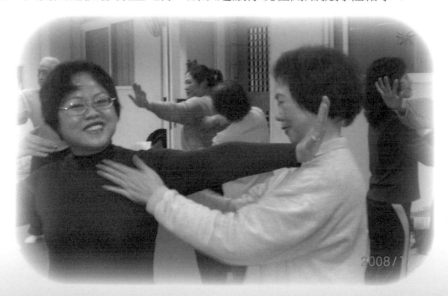

免費 經絡拳義診

神奇義診的新時代

今天要跟大家說一個非常好的消息！神奇義診從1997年香港回歸中國後，從那一年開始，將會一直舉辦長達一百年，直到2097年。

在這一百年裡，請大家來記錄它開始為人類服務的紀錄，從這個過程裡，聽到或看到「經絡拳義診」的執行者與參與者，一定會得到自我身心療癒的回饋。

免費幫助所有人的訓練與提醒

「神奇義診」這四個字，人們會誤以為很炫、很特別的奇蹟式的義診，但是，「神奇義診」基本上講的不是奇蹟式的義診，而是神性的關懷行動。

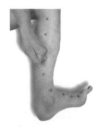

為何神奇義診講的是神性的概念？神性代表身心一體、身心融合所誕生的方法，奇特的地方在於，我們只要在生活中透過Tapping──敲敲拍拍的方式，即可將神性帶入我們的身體或是我們的心性裡並去探索解決疾病的徵象。

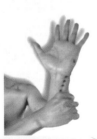

何謂疾病？疾病是人性及神性產生的衝突。輔導靈再三告訴我們，神性基本上連結了一個大我；而大我是透過免費幫助所有人的訓練與提醒，宣印學派必須要繼續的辦

下去，而且輔導靈會幫助「神奇義診」不斷的辦下去。

300秒內安定求助者的身心靈

　　輔導靈選中了我們第五屆身心喜悅協會會長Hank劉朝舜老師，用他的大愛來服務眾生並帶領我們志工把愛找回。但輔導靈也告訴我們志工們，必須重視的是效率及效能，因為他們非常要求最短時間的速度「有效」，希望的是越快越好不要太慢，今天為什麼吃藥會沒效?因為越吃藥後身體越慢療癒好，越吃藥越沒效，所以藥會變成不是治療與預防的主流方式。

　　同樣的心態，他們還是希望能在最短時間裡面改善身體的問題，只要有方法能夠快速改善他們的問題，他們是願意嘗試的。

　　所以我們也很希望在神性的義診中，重視的是一個時間性，就是任何一個求助者到我們的單位來，接受我們的引導時，接受我們的義診時，我們必須要在300秒內安定求助者的身心靈。

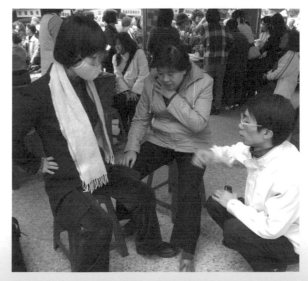

　　是的，兩分鐘至五分鐘以內透過我們的Tapping振動經絡的方式，立刻可以釋放他的疾病，釋放他們的問題，如果我們沒有做到這一點，我們就必須檢討！

　　而我們宣印學派必須自我檢討，也必須負起責

任，必須重新對每一位老師與志工來做教育與成長，因為沒有他們的愛與信任，就沒有我們的成長。

提升義診的時間速度及效率

身心喜悅協會第五屆會長劉朝舜HANK先生，他是一位具有使命、具有神聖，所以要共同帶領大家利用兩分鐘到五分鐘的時間，用最有效率、最有速度感的方式，帶領所有志工及義診老師們，一起完成輔導靈給我們一百年的修行功課——神奇義診。

這樣的使命大家要知道隨著新時代的成長與改變，我們必須要提升義診的時間速度及效率，否則對不起每一位來神奇義診的求助者，因為，他們的時間越來越寶貴，不希望浪費時間。我們必須要立刻讓時間越短越快越好。

在這個時代，每一個人的學歷都很高，大學生是很普遍的，碩士是一般的，博士是到處可看！ 目前很奇特的是高中以下的幾乎沒有了，也就是在這個社會上走動的人群，他們都是學了很多，要求的速度已經越來越快了，快到讓我們已經措手不及。

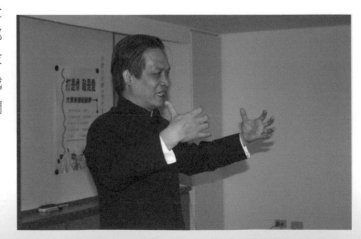

打好，太胖 過敏 疼痛

輔導靈再三的警告我們，必須要追求現在的速度，因為現在高學歷、高速度時代來臨，人們吃太好做太少，犯了三大問題：1.太胖2.過敏3.疼痛三大症狀。

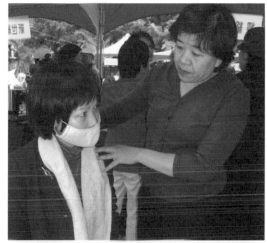

打好他們，一定要立刻幫助他們改善這三個問題：太胖問題，體內胰島素異常，罹患糖尿病疾病的時代來臨，小朋友都會終身得病，然後吃太多有的沒有的，讓自己太多抗體，結果吃太好，營養過剩，就會變成過敏。

不動、不動、再不動，不知怎麼動，盲動亂動，疼痛僵硬問題一大堆，這是身心喜悅協會千載難逢服務大眾的機會。輔導靈透過神奇義診的精

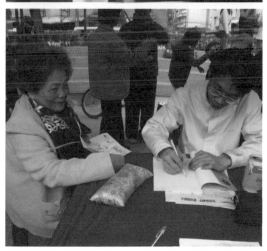

神，希望我們趕快讓所有人療癒，所有人透過身體的症狀來表現傳遞靈魂的訊息。

每一個人都可以辦神性的義診

請記得神性的義診不會停滯的，會不斷的辦，只要在老師們有生之年一定會不斷的辦，且不一定是在星期六的時間透過協會來辦，只要平常任何時刻，各位都可以辦，每一個人都可以辦神性的義診。

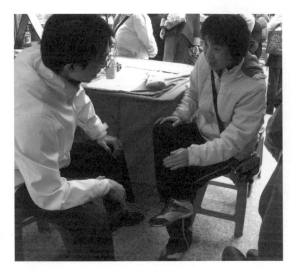

各位要記得，在我們生活當中，我們要重視的是怎樣融合我們的人性及神性的部分來幫助所有人，而且當下立刻兩分鐘以內解決，這是老師們的目標，五分鐘以內老師可以接受，如果不能解決的，就是我們宣印學派立刻檢討，創辦人宣印導師會跟輔導靈請教到底是哪裡出了問題。

我相信各位能夠瞭解輔導靈對我們講話的時候，他的內在是非常激動的，他是由心而內的告訴我們，今天我們有這個機會服務社會大眾，我們有吸引力，我們有魅力，我們一定要感受到當每一個人來求助時，他們給我們一次機會。我們怎樣透過這一次機會，能夠發出快樂及喜悅的波動。

愛的功課 自我負責

透過 Tapping波動過程學習生命「愛」的功課——自我負責，面對疾病的功課。

　　面對疾病的功課裡面，轉化內心的情緒，透過身體轉化內在情緒裡面的悲傷或憂愁，必須都夫檢討怎麼去改善。

　　經絡拳透過志工的波動，傳導也傳入共振到愛的波動，讓人與人之間在第一次開始互愛的行動，就能在一個整體裡得到神性，因為神性＝整體，幫助人就是救自己。

　　宇宙要回應我們的波動，就是創造一個快樂的氛圍裡。

　　我們志工老師互相被療癒了！

　　患者也被療癒了！

　　所有參與這個活動的人也被療癒了！

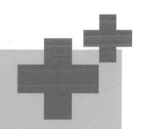

我要參加經絡拳神奇義診

義診時間：每週六早上10點到下午4點

預約電話：（02）2585-3645

義診地址：台灣台北市承德路三段165-1號6樓之七

備註1：為確保您的義診時間煩請於三週前預約。

備註2：緊急不舒服民眾可當週預約當週進行義診。

認證單位 宣印師院：https://www.facebook.com/SBR.ACCUPUNCH

教育單位 經絡拳學校：https://www.facebook.com/shaun.tapping

服務單位 社團法人中華民國身心喜悅協會：

https://www.facebook.com/blisstaps

幫助人就是救自己

附圖 十四經絡不通診斷書

大腸經LI 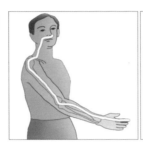 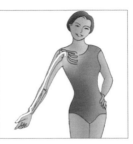 肺經LU

三焦經SJ 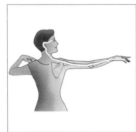 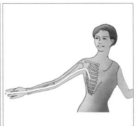 心包經PC

小腸經SI 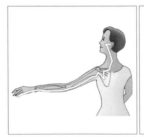 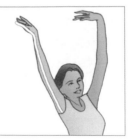 心經HT

督脈DU 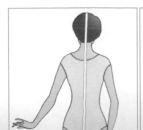 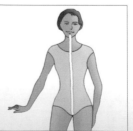 任脈RN

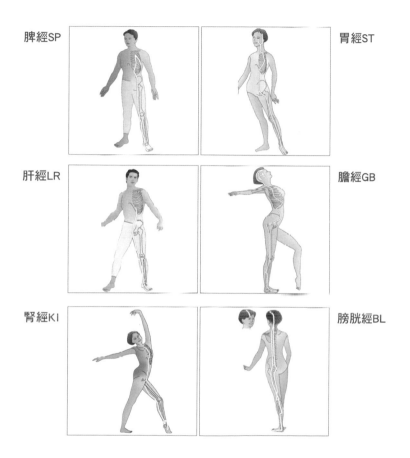

脾經SP
胃經ST
肝經LR
膽經GB
腎經KI
膀胱經BL

　　經絡拳診斷老師在經絡線上的記號為氣血阻塞處，請在劃記上配合打經絡拳養生保健。

Diagnostician will mark on the meridian system that reflects the channel blockage, please follow the mark and use the accupunch to punch thoroughly to unlock the blockage in the meridian system.

國家圖書館出版品預行編目資料

打對了最健康／宣印著.
－－第一版－－臺北市：宇河文化出版；
紅螞蟻圖書發行，2009.4
面 ； 公分－－(Lohas；4)
ISBN 978-957-659-708-4（平裝）

1.經絡療法 2.運動健康

413.915 98033125

Lohas 04

打對了最健康

作　　　者／宣印
美術構成／Chris' office
校　　　對／朱慧蒨、周英嬌、楊安妮
發　行　人／賴秀珍
總　編　輯／何南輝
出　　　版／宇河文化出版有限公司
發　　　行／紅螞蟻圖書有限公司
地　　　址／台北市內湖區舊宗路二段121巷19號（紅螞蟻資訊大樓）
網　　　站／www.e-redant.com
郵撥帳號／1604621-1　紅螞蟻圖書有限公司
電　　　話／(02)2795-3656（代表號）
傳　　　真／(02)2795-4100
登　記　證／局版北市業字第1446號
法律顧問／許晏賓律師
印　刷　廠／卡樂彩色製版印刷有限公司
出版日期／2009年 4 月　第一版第一刷
　　　　　　2015年 4 月　　　　第三刷

定價 300 元　港幣 100 元

ISBN　978-957-659-708-4　　　　　Printed in Taiwan